FRANÇAIS MÉDICAL
医学法语

医学法语丛书主编 曹慧

主 编 仝燕 刘莉

编 委 杜燕 来哲

U0377397

东华大学出版社·上海

图书在版编目 (CIP) 数据

医学法语 / 曹慧，仝燕，刘莉主编 . 一上海 : 东华大学出版社，2023.3
ISBN 978-7-5669-2189-5

I. ①医… II. ①曹… ②仝… ③刘… III. ①医学一法语一医学院校一教材 IV. ① R

中国国家版本馆 CIP 数据核字 (2023) 第 033145 号

医 学 法 语
Français médical

曹慧　仝燕　刘莉　主编

策　　划: 东华晓语
责任编辑: 沈　衡
版式设计: 莉莉安
封面设计: 903design

出版发行: 东华大学出版社
社　　址: 上海市延安西路 1882 号，200051
出版社官网: http://dhupress.dhu.edu.cn/
天猫旗舰店: http://dhdx.tmall.com
发行电话: 021-62373056
营销中心: 021-62193056　62373056　62379558
投稿及勘误信箱: 83808989@qq.com

印　　刷: 常熟大宏印刷有限公司
开　　本: 850 mm×1168 mm　1/32
印　　张: 7.875
印　　数: 0001-2000
字　　数: 368 千字
版　　次: 2023 年 3 月第 1 版　2023 年 3 月第 1 次印刷

ISBN 978-7-5669-2189-5
定价: 48.00 元

前言 PRÉFACE

　　《医学法语》是在上海交通大学外国语学院领导的高度重视和大力支持下，由几位教学经验丰富的处于教学第一线的法语教师通力合作共同完成的。

　　上海交通大学医学院与法国的合作由来已久。自上世纪 70 年代起医学院就开始招收法语班学员，80 年代正式招收六年制本科法语班学生。1998 年开始与法国医学院联合培养医学专业七年制法语班学生。2005 年为了适应形势的需要改为临床八年制法语班。学生部分基础课以法语授课。从三年级开始由法方派遣教授来校参与教学。第八年通过选拔的学生将赴法接受为期一年的住院医师培训。在此背景下经过几十年的发展，医学院的基础法语教学和医学法语教学都取得了很大的发展。

　　现在医学院学生使用的医学法语教材编写于上世纪 80 年代，随着时代的不断发展，我们也需要给教材注入新鲜的血液，以适应时代的变化。在此理念的指导下，我们决定编写一本新的《医学法语》。

　　本教材针对有良好法语基础的医科院校学生 (学习法语超过 700 学时，法语水平达到 DELF B1)。《医学法语》每个单元分为五个部分：课文，注释，语法，练习和阅读。课文和阅读材料均选自法国网站上的最新文章，语法部分根据编者多年教学经验编写而成，使学习者在夯实基础的同时能接触地道的法国医学和法国文化，并积累一定的医学法语词汇，为之后在法国住院医生实习打下坚实的基础。

　　在本教材的编写过程中得到了学校、同行和朋友的大力支持。外国语学院法俄语系主任曹慧老师从教材的选材和大方向上都给予了很多详细的指导，并且经常督促，使得教材能尽早完成。外国语学院外教 Thierry 审阅了本教材并提出详尽的修改意见。该教材编写过程中还得到了外国语学院来哲老师、医学院夏蓉老师及瑞金医院几位医生朋友的鼎力相助。值此教材完稿之际，衷心地向几位老师及朋友表示感谢。还要特别感谢上海交通大学外国语学院给予的资金上的支持，使得本教材能顺利问世。

最后，由于编者水平有限，教材中难免有疏漏和不足之处，敬请广大读者批评指正。

编者

2022 年 9 月

目录 TABLE DE MATIERE

Rₓ Unité 1
Les soins palliatifs permettent de
mieux vivre la fin de vie

INFOGRAPHIE-Selon un sondage Ipsos-Fondation de France,
65% des Français s'estiment mal informés.

Deux Français sur trois s'estiment mal informés sur ce que
sont au juste les soins palliatifs, selon l'enquête Ipsos effectuée
en septembre dernier pour la Fondation de France et que Le
Figaro dévoile en exclusivité. Pour son directeur général, le Dr
Francis Charhon, médecin anesthésiste, «les gens pensent tout de
suite à la personne qui va mourir, mais les soins palliatifs, c'est un
ensemble de choses, par exemple s'intéresser aussi à l'environnement
de vie, à l'entourage». Car il ne s'agit pas seulement de soulager la
douleur, d'apaiser la souffrance psychique tout en préservant la
dignité de la personne malade, mais aussi de soutenir son entourage.

Alors que 545.000 personnes meurent en France chaque année,
la mort avec tout ce qui l'entoure reste un grand mystère, peut-être
même plus encore qu'avant. «Nous avons perdu la familiarité avec
la mort», explique le Dr Véronique Blanchet, médecin spécialiste
de la douleur en cabinet libéral et membre de l'équipe «douleur et
soins palliatifs» à l'hôpital Saint-Antoine. «De la part des soignants
et de l'entourage, explique le Dr Blanchet, il y a parfois la demande
d'accélérer les derniers instants. Cette idée qu'il faudrait se
débarrasser de la mort.» En tout cas, l'escamoter.

La preuve, on meurt moins chez soi. La norme en France
est désormais de mourir à l'hôpital. Selon le rapport 2011 de
l'Observatoire national de la fin de vie (ONFV), 58% des Français

décèdent à l'hôpital, 27% à leur domicile et 11% dans une maison de retraite ou un lieu apparenté. Pourtant, trente jours avant le décès, seuls 30% des patients sont à l'hôpital et 81% des Français interrogés par l'Ifop en 2010 déclaraient vouloir passer leurs derniers instants chez eux.

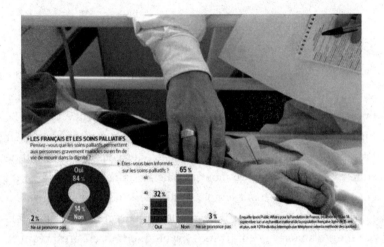

Le Comité consultatif national d'éthique (CCNE), dans son remarquable avis no 121, trop souvent réduit à la question de l'euthanasie, avait souligné l'évolution sociologique des préjugés sur ce qu'est une bonne manière de mourir : «Autrefois, il fallait mourir conscient, entouré et armé pour affronter ses "derniers instants" ; aujourd'hui, on souhaite mourir sans souffrir, sans que les facultés soient altérées et si possible de manière soudaine et inconsciente.» Un progrès, sans doute, mais avec une contrepartie. Dès lors, en effet, l'hôpital est souvent un recours inévitable en fin de vie.

Les vastes débats de ces dernières années autour de la fin de vie expliquent peut-être l'augmentation considérable du nombre de Français qui pensent que les structures de soins palliatifs sont une réponse nécessaire à la souffrance des personnes gravement malades ou en fin de vie. Selon le sondage de la Fondation de France, ils sont passés de 57% en 2009 à 68% en 2013.

En outre, un Français sur deux (53%) est également persuadé que toute personne concernée peut accéder aux soins palliatifs. Cette possibilité, effectivement prévue par la loi, n'existe en réalité pas partout. Un répertoire national peut être consulté sur le site de la Société française d'accompagnement et de soins palliatifs (www. sfap.org) pour trouver les structures ou les associations de bénévoles les plus proches.

«Les informations existent, explique le Dr Sarah Dauchy, responsable du département de soins de support de l'Institut Gustave-Roussy, à Villejuif, mais il y a un moment où, par défense contre l'angoisse de mort, on ne va pas les chercher.»

«Il est pourtant possible de parler, tôt, des choses qui peuvent arriver, assure le Dr Aubry, président de l'Observatoire national de la fin de vie et responsable de l'unité de soins palliatifs du CHU de Besançon. Ça ne change pas la peur de la mort qu'il y a derrière tout cela, mais cela permet d'anticiper et de ne pas surprendre la personne.» Les malades eux-mêmes se heurtent souvent au mur rassurant que l'on tente de dresser entre eux et la mort. «Mon sentiment est que les malades sentent bien que personne n'arrive pas à leur parler de la gravité de la maladie et de la proximité de la mort», témoigne le Dr Blanchet.

«L'expérience des soins palliatifs montre combien une fin de vie peut être d'une densité incroyable», assure le Dr Régis Aubry. Illustration à la Maison de Gardanne, au cœur de la Provence, où l'on n'a pas attendu l'avancée majeure de la loi du 22 avril 2005, dite «loi Leonetti», qui renforce les droits des personnes en fin de vie, pour mieux les accompagner.

Créée en 1992 grâce à la Fondation de France, la Maison de Gardanne est une petite structure (24 lits), conçue comme une maison. Par exemple avec salle à manger commune pour les soignants, les malades (quand ils le peuvent) et leurs proches. Une maison où Lolita, le chat, et Saxo, le chien, n'hésitent pas à entrer dans les chambres !

Elle a d'abord été conçue autour du malade et non de la maladie. Une inversion de perspective inestimable en fin de vie. «Ici, raconte le Dr Jean-Marc La Piana, directeur et fondateur, on est vivant jusqu'au bout. On n'est pas mourant avant l'heure. Les soins palliatifs, ce ne sont pas des soins terminaux. Pour nous, c'est l'accompagnement d'une personne qui a besoin d'un soutien à un moment d'une maladie évolutive et mortelle.» Ce qui change tout.

122 unités, 5 000 lits, 418 équipes mobiles

Les soins palliatifs sont destinés aux personnes, quel que soit l'âge, atteintes de maladie grave, chronique, «évolutive ou terminale, mettant en jeu le pronostic vital, en phase avancée ou terminale».

Il y a en France 122 unités, 5 000 lits identifiés et 418 équipes mobiles de soins palliatifs. On compte également 26 «équipes ressources régionales en soins palliatifs pédiatriques» et plus de 200 associations, soit 5 000 bénévoles d'accompagnement (bilan du programme national de développement des soins palliatifs 2008-2012).

Vocabulaire

infographie	[ɛ̃ografi] *n.f.*	信息图
fondation	[fɔ̃dasjɔ̃] *n.f.*	基金会
s'estimer	[sɛstime] *v.pr.*	自以为，自认为
au juste	*loc.adv.*	确切地，精确地
effectuer	[efɛktɥe] *v.t.*	实行，执行
dévoiler	[devwale] *v.t.*	揭发，揭露
en exclusivité		以专有权的方式

anethésiste	[anɛstezist] *n.* 麻醉师
entourage	[ɑ̃turaʒ] *n.m.* 周围亲近的人
apaiser	[apɛze] *v.t.* 使缓和，使减轻
souffrance	[sufrɑ̃s] *n.f.* 痛苦
psychique	[psiʃik] *adj.* 精神的，心理的
dignité	[diɲite] *n.f.* 尊严，自尊
entourer	[ɑ̃ture] *v.t.* 围绕，环绕
familiarité	[familjarite] *n.f.* 亲密；随便
se débarrasser	[sə debarase] *v.pr.* 摆脱
escamoter	[ɛskamɔte] *v.t.* 掩盖；规避，回避
norme	[nɔrm] *n.f.* 规范，准则
observatoire	[ɔpsɛrvatwar] *n.m.* 观测所
décéder	[desede] *v.i.* 死亡
apparenté, e	[aparɑ̃te] *adj.* 类似的
comité	[kɔmite] *n.m.* 委员会
consultatif, ve	[kɔ̃syltatif, iːv] *adj.* 咨询的
éthique	[etik] *n.f.* 伦理 *adj.* 伦理的，道德的
réduire qch à	简化
euthanasie	[øtanazi] *n.f.* 安乐死
sociologique	[sɔsjɔlɔʒik] *adj.* 社会学的
préjugé	[preʒyʒe] *n.m.* 偏见，成见
conscient, e	[kɔ̃sjɑ̃, ɑ̃ːt] *adj.* 有意识的
armé, e	[arme] *adj.* 武装起来的
affronter	[afrɔ̃te] *v.t.* 迎战，对抗
faculté	[fakylte] *n.f.* 官能，能力
altérer	[altere] *v.t.* 使改变，变更
contrepartie	[kɔ̃trəparti] *n.f.* 交换物，补偿物
dès lors	从那时起
inévitable	[inevitabl] *adj.* 不能回避的
répertoire	[repɛrtwar] *n.m.* 目录，索引
CHU	=Centre Hospitalier Universitaire 大学医疗中心

anticiper	[ãtisipe] *v.t .* 预料，预感	
se heurter	[sə œrte] *v.pr.* 自撞，自碰（嘘音 h）	
illustration	[ilystrasjɔ̃] *n.f.* 例证	
avancée	[avɑ̃se] *n.f.* 进展	
majeur, e	[maʒœr] *adj.* 重大的，重要的	
structure	[stryktyr] *n.f.* 组织，机构	
inversion	[ɛ̃vɛrsjɔ̃] *n.f.* 颠倒，倒置	
perspective	[pɛrspɛktiv] *n.f.* 前景，远景；观点，角度	
inestimable	[inɛstimabl] *adj.* 不可估量的	
mourant, e	[murɑ̃, ɑ̃:t] *adj.* 垂死的，濒死的	
évolutif, ve	[evɔlytif, i:v] *adj.* 演变的，进化的	
mortel, le	[mɔrtɛl] *adj.* 致死的，致命的	
mobile	[mɔbil] *adj.* 机动的	
mettre en jeu	拿……冒险	
pronostic	[prɔnɔstik] *n.m.* 预测，预判	
vital, ale	[vital] *adj.* 生命的	
phase	[fɑz] *n.f.* 阶段，时期	
identifier	[idɑ̃tifje] *v.t .* 辨认；验明	
pédiatrique	[pedjatrik] *adj.* 儿科学的	

Notes

1. Alors que 545.000 personnes meurent en France chaque année, la mort avec tout ce qui l'entoure reste un grand mystère, peut-être même plus encore qu'avant.

   法国每年有 545000 人死亡，死亡和所有围绕死亡的东西依然是个很大的谜，可能比以前更神秘。

2. «De la part des soignants et de l'entourage, explique le Dr Blanchet, il y a parfois la demande d'accélérer les derniers instants. Cette idée qu'il faudrait se débarrasser de la mort.»

   "从护理人员和周围的人这方面来看，有时候他们有想要加快病人生命最后时刻的愿望。就是有要摆脱死亡的想法"，布兰切特医生说。

3. Les vastes débats de ces dernières années autour de la fin de vie expliquent peut-être l'augmentation considérable du nombre de Français qui pensent que les structures de soins palliatifs sont une réponse nécessaire à la souffrance des personnes gravement malades ou en fin de vie.

法国人认为姑息疗法机构是对病的很严重的人或生命垂危的人的必要回应，持这种观点的人增加了很多。这可能就是为什么最近几年围绕生命最后阶段的讨论非常广泛的原因。

4. Ça ne change pas la peur de la mort qu'il y a derrière tout cela, mais cela permet d'anticiper et de ne pas surprendre la personne. Les malades eux-mêmes se heurtent souvent au mur rassurant que l'on tente de dresser entre eux et la mort.

这不会改变人们对这些事情之后的死亡的恐惧，但可以提前预测，使人不感到意外。病人自己也会碰到一堵安全的屏障，这个屏障是大家试图在他们和死亡之间建立起来的屏障。

5. Les soins palliatifs sont destinés aux personnes, quel que soit l'âge, atteintes de maladie grave, chronique, «évolutive ou terminale, mettant en jeu le pronostic vital, en phase avancée ou terminale».

姑息治疗对生命处于加速阶段还是最后阶段做出预判，它适合无论年龄大小得了严重慢性疾病的人，而且疾病处在不断演变中或最后阶段。

Grammaire

I. 愈过去时

1. 愈过去时的构成

愈过去时由助动词 être 或 avoir 的未完成过去时加上过去分词构成

J'avais parlé

J'étais sorti

2. 愈过去时的用法

愈过去时表示过去一个动作之前发生的动作

Ex: J'ai acheté le roman dont vous m'aviez parlé.

愈过去时和连词 si 一起使用，它表示与过去事实相反

Ex: Si nous avions eu une voiture, nous serions allés voir nos parents
à la campagne.

Ah, si tu étais venu plus tôt !

II. où 引导的关系从句

关系从句是一种复合句。关系从句和主句之间用关系代词连接。常用的关系代词有 qui, que,où, dont。关系代词 où 代替一个地点状语或时间状语。

1. 代替一个地点状语

Ex: Paris est une ville. Il y a beaucoup de musées dans cette ville.

→ Paris est une ville où il y a beaucoup de musées.

Irène a une grande armoire où elle range tous ses vêtements.

(où=dans cette armoire)

Leur appartement a une terrasse où ils ont planté des fleurs.

(où=sur la terrasse)

où 也可以用在副词 là, partout 后面

Ex: Là où il habite, on trouve beaucoup de commerces.

(=dans l'endroit où...)

Partout où ils passent, c'est la fête.

où 有时也用在介词 de 和 par 后面

Ex: Montez en haut du clocher d'où vous aurez une vue magnifique
sur tout le village.

Le parc par où il passe tous les jours est fleuri au printemps.

2. 代替时间状语

où 用在一个表示时间的名词后面，比如 l'époque, l'instant, le moment,
l'heure, le mois, la saison 等

Ex: Je suis arrivé à Paris un jour. Il faisait très chaud ce jour-là.

→ Je suis arrivé à Paris un jour où il faisait très chaud .

L'année où je suis née, un tremblement de terre a eu lieu en Chine.

注意：la première fois 后面不能用关系代词 où, 而应该用 que

Ex: La première fois où j'ai pris l'avion, j'étais excité. ×

La première fois que j'ai pris l'avion, j'étais excité.

Exercices

I. Questions sur le texte

1. D'après l'enquête réalisée, peut-on dire que les Français sont bien informés sur ce que sont réellement les soins palliatifs ?

2. Comment définiriez-vous les soins palliatifs ?

3. Quelle est la preuve montrant que l'on cherche de plus en plus à escamoter la mort en fin de vie ?

4. Aujourd'hui comment souhaite mourir la plupart des Français d'après l'avis du CCNE ?

5. Comment explique-t-on dans le texte l'augmentation considérable du nombre de Français persuadés que les structures de soins palliatifs sont une réponse nécessaire (à la souffrance des personnes gravement malades ou en fin de vie) ?

6. Peut-on facilement accéder aux soins palliatifs en France ? Par quel moyen peut-on trouver les structures ou les associations de bénévoles proches des malades ?

7. Quels sont les facteurs psychologiques expliquant qu'on ne va pas chercher les informations liées aux structures de soins palliatifs ?

8. Pourquoi est-ce important de parler tôt de ce qui peut arriver ? Citez deux avantages dans le texte.

9. À qui les soins palliatifs sont-ils destinés ?

10. Combien d'unités, de lits identifiés et d'équipes mobiles de soins palliatifs y-a-il en France ?

11. Donnez votre opinoin : pensez-vous que les soins palliatifs permettent aux malades en fin de vie de mourir dans la dignité ?

Lecture
L'euthanasie va-t-elle à l'encontre de la culture palliative ?

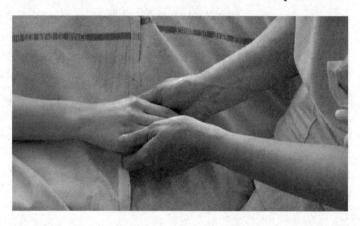

TRIBUNE. Les médecins d'Unité et d'Équipe mobile de soins palliatifs du département du Nord témoignent de l'intentionnalité de leur mission, qui «n'est jamais d'abréger la vie mais de soulager les symptômes».

Tout commence par notre interrogation sur l'importance médiatique donnée à ceux qui défendent corps et âme la possibilité d'une dépénalisation (ou légalisation) de l'euthanasie. Révoltés par l'omniprésence d'un seul langage, qui fait appel à la projection et aux peurs, légitimes, que nous pouvons tous avoir quant à notre fin de vie, nous avons voulu faire part de notre témoignage de professionnels de santé habitués à l'accompagnement palliatif. C'est pour cela que TOUS les médecins d'Unité et d'Équipe mobile de soins palliatifs du département du Nord ont signé une déclaration stipulant, entre autres, que «l'euthanasie va à l'encontre de notre culture palliative.» Nous sommes des palliatologues, dont le métier consiste à soulager les symptômes d'inconfort et à faire «vivre le temps qu'il reste à vivre» aux patients et à leur famille, dans les meilleures conditions possible.

Mais c'est quoi, les soins palliatifs ? Le docteur Thérèse Vanier, pionnière de notre spécialité dans les années 1970, les décrivait ainsi : «C'est tout ce qu'il reste à faire lorsqu'il n'y a plus rien à faire.» Dans l'imaginaire collectif, les soins palliatifs sont abusivement associés à la phase terminale de la maladie. En réalité, il n'existe aucune opposition entre soins curatifs (qui ont la visée de guérir) et soins palliatifs, mais au contraire une continuité, une complémentarité entre ces deux types de prise en charge.

«L'objectif est de ne pas maintenir de façon artificielle la vie, lorsque seul le confort du patient nous importe»

Les soins palliatifs sont présents dès le début de la maladie incurable, dès l'annonce du diagnostic (même si ceux-ci sont présentés autrement), et prennent une place croissante dans la démarche globale de soins, au fur et à mesure de l'évolution de la maladie, s'adaptant constamment à l'état du patient, à ses désirs, à ses besoins. L'objectif des soins palliatifs est d'obtenir un confort optimal pour des patients qui souffrent de pathologies graves évolutives et/ou terminales. Pour soulager les souffrances dites réfractaires, la loi Claeys-Leonetti de 2016 permet d'utiliser des thérapeutiques pouvant avoir un «double effet».

Le «double effet», c'est utiliser tous les moyens possibles pour soulager un symptôme même s'ils peuvent avoir comme effet secondaire d'abréger la vie (cet effet secondaire étant imprévisible et inconstant). Si nous décidons de prescrire des opioïdes (la morphine par exemple) ou des anxiolytiques, c'est qu'il existe des symptômes d'inconfort (douleurs, anxiété...). Ces thérapeutiques ne provoquent pas le décès, d'autant plus que nous essayons toujours de rechercher la posologie minimale efficace, celle qui permet le soulagement des symptômes et, si possible, de préserver la conscience du patient.

De même, il est possible, en situation palliative terminale et dans le cadre d'un refus d'obstination déraisonnable, que l'on décide après concertation collégiale d'arrêter une hydratation ou une alimentation artificielle afin de ne pas provoquer d'inconforts inutiles (encombrements, œdèmes locaux, risques de pneumopathies d'inhalation...).

L'objectif est de ne pas maintenir de façon artificielle la vie, lorsque seul le confort du patient nous importe. Les patients, dans ces situations, ne souffrent pas de faim ni de soif, ce sont des sensations qui disparaissent ou que nous savons apaiser.

«De par notre expérience, nous savons que l'accompagnement palliatif permet un travail de deuil, des échanges, des moments de joie et de partage, qui n'auraient pas été possibles autrement»

En dernier recours, si nous n'avons pas réussi à soulager le patient par des moyens habituels, nous pouvons mettre en place une sédation pour que celui-ci ne soit plus conscient de la situation qui lui cause un inconfort... Cela reste exceptionnel. L'intentionnalité de nos soins n'est jamais d'abréger la vie mais de soulager les symptômes. Ce ne sont pas les thérapeutiques initiées ou arrêtées, mais l'évolution de la maladie sous-jacente qui cause le décès ; celui-ci étant inéluctable à plus ou moins court terme. Puisque son intention est d'entraîner, de façon directe et intentionnelle, la mort d'un patient, l'euthanasie va donc à l'encontre de notre culture palliative, de nos pratiques.

De par notre expérience, nous savons que l'accompagnement palliatif permet un travail de deuil, des échanges, des moments de joie et de partage, qui n'auraient pas été possibles autrement. Les soins palliatifs, contrairement à ce que vous pouvez penser, sont remplis de vie. Qu'ils soient à domicile ou à l'hôpital, c'est une réponse pluridisciplinaire moderne, adaptée à l'accompagnement en fin de vie dans notre société qui a peur de la vieillesse, de la maladie, de la perte d'autonomie et de la mort. Les soins palliatifs respectent la vie et considèrent la mort comme un processus naturel. La singularité du vécu des patients dans cette situation et leurs souhaits y sont profondément respectés.

Ce n'est pas la question de l'euthanasie qui devrait être actuellement débattue mais celle du droit des patients à la non-obstination déraisonnable, au soulagement des symptômes d'inconfort et à l'accès aux soins palliatifs.

Vocabulaire

à l'encontre de	*loc.prép.*	与……背道而驰
tribune	[tribyn] *n.f.*	论坛
intentionnalité	[ɛ̃tɑ̃sjɔnalite] *n.f.*	意向性
abréger	[abreʒe] *v.t.*	缩短
médiatique	[medjatik] *adj.*	有传媒宣传的
corps et âme	*loc.adv.*	全心全意地
dépénalisation	[depenalizasjɔ̃] *n.f.*	免于刑事处罚
légalisation	[legalizasjɔ̃] *n.f.*	合法化

révolter	[revɔlte] *v.t.* 激起愤慨；引起反感
omniprésence	[ɔmniprezɑ̃s] *n.f.* 无处不在
langage	[lɑ̃gaʒ] *n.m.* 语言
projection	[prɔʒɛksjɔ̃] *n.f.* 投射
légitime	[leʒitim] *adj.* 合情合理的
faire part de qch	告诉某事
professionnel, le	[prɔfɛsjɔnɛl] *n.* 专业人士
stipulant, e	[stipylɑ̃, ɑ̃:t] *adj.* 订约的
entre autres	其中有
palliatologue	[paljatɔlɔg] *n.* 姑息治疗师
inconfort	[ɛ̃kɔ̃fɔr] *n.m.* 不舒服
imaginaire	[imaʒinɛr] *n.m.* 想象
abusivement	[abyzivmɑ̃] *adv.* 滥用地，过度地
curatif, ve	[kyratif, i:v] *adj.* 治疗的
visée	[vize] *n.f.* 目的
continuité	[kɔ̃tinɥite] *n.f.* 持续
complémentarité	[kɔ̃plemɑ̃tarite] *n.f.* 补充性
importer	[ɛ̃pɔrte] *v.t.indir.* 对某人具有重要性
constamment	[kɔ̃stamɑ̃] *adv.* 经常地
optimal, ale	[ɔptimal] *adj.* 最佳的
réfractaire	[refraktɛr] *adj.* 无动于衷的
thérapeutique	[terapøtik] *adj.* 治疗的 *n.f.* 疗法
imprévisible	[ɛ̃previzibl] *adj.* 无法预料的
inconstant, e	[ɛ̃kɔ̃stɑ̃, ɑ̃:t] *adj.* 不稳定的
opioïde	[ɔpjɔid] *n.m.* 鸦片类药物
morphine	[mɔrfin] *n.f.* 吗啡
anxiolytique	[ɑ̃ksjɔlitik] *n.m.* 镇静剂
posologie	[pozɔlɔʒi] *n.f.* 剂量
de même	*loc.adv.* 同样地
obstination	[ɔpstinasjɔ̃] *n.f.* 固执
déraisonnable	[derɛzɔnabl] *adj.* 不合理的；不理智的

concertation	[kɔ̃sɛrtasjɔ̃] *n.f.* 商讨
collégial, ale	[kɔleʒjal] *adj.* 集体的
hydratation	[idratasjɔ̃] *n.f.* 补液
encombrement	[ɑ̃kɔ̃brəmɑ̃] *n.m.* 阻塞
œdème	[edɛm; ødɛm] *n.m.* 水肿，浮肿
pneumopathie	[pnømopati] *n.f.* 肺疾患
inhalation	[inalasjɔ̃] *n.f.* 吸入
deuil	[dœj] *n.m.* 丧事
mettre en place	放置
sédation	[sedasjɔ̃] *n.f.* 镇静
initier	[inisje] *v.t.* 发起
sous-jacent, e	[suʒasɑ̃, ɑ̃:t] *adj.* 隐藏的
inéluctable	[inelyktabl] *adj.* 不可阻止的
intentionnel, le	[ɛ̃tɑ̃sjɔnɛl] *adj.* 故意的
pluridisciplinaire	[plyridisiplinɛr] *adj.* 多学科的
singularité	[sɛ̃gylarite] *n.f.* 独特
vécu	[veky] *n.m.* 亲身经历
débattre	[debatr] *v.t.* 讨论

Unité 2
Coronavirus : que faire en cas de symptômes ?

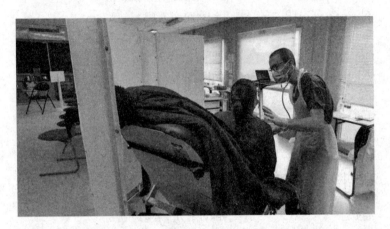

Un médecin venu en renfort examine une patiente au centre hospitalier Bretagne Atlantique de Vannes, dans le Morbihan.

La fièvre reste le principal élément d'alerte sur une possible infection au Covid-19. Mieux vaut alors consulter un médecin ou composer le 15.

L'épidémie de Covid-19 a bel et bien commencé en France depuis quelques jours. Mais quels sont les symptômes, lorsqu'il y en a ? Les deux principales manifestations sont la fièvre, présente neuf fois sur dix, et la toux sèche, deux fois sur trois. Avec un piège possible au début de la maladie puisque la fièvre n'apparaît pas forcément les premiers jours. À Wuhan, en Chine, un malade sur deux avait encore moins de 37,5 ℃ au moment de son hospitalisation et un sur cinq seulement 37,5 ℃ -38 ℃ . Et un malade sur trois n'avait pas non plus de toux au départ...

Pour les personnes qui ont été en contact avec un malade confirmé de Covid-19, on recommande en particulier de surveiller la température deux fois par jour (et l'apparition de signes respiratoires : toux, gêne) pendant 14 jours, la durée de la période d'incubation avant de déclarer des symptômes si on a été contaminé. En effet, neuf fois sur dix la fièvre finit par apparaître. Dans 90% des cas, elle reste inférieure à 39°C. Si c'est le cas, il faut alors appeler le Samu en composant le 15 et suivre les instructions qui seront données. Ne surtout pas aller de sa propre initiative aux urgences, au risque d'engorger les systèmes de soin tout en propageant le virus...

Les autres symptômes n'ont malheureusement rien de très particuliers et sont du même type que ceux que l'on retrouve dans les autres viroses respiratoires. Un malade sur trois est fatigué, près d'un sur cinq est essoufflé, un sur sept a mal à la gorge, mal à la tête ou des douleurs musculaires diffuses. Moins d'une personne sur vingt a le nez bouché, des diarrhées ou des nausées. Enfin, 80% des malades identifiés n'ont qu'une forme modérée de la maladie. «Il faut privilégier la téléconsultation et il ne faut pas hésiter à rappeler le médecin si des symptômes apparaissent ou s'aggravent», explique le Dr Frédéric Le Guilloux, pneumologue et président de l'association Santé respiratoire France. «D'accord, si ce sont des malades que l'on connaît bien, nuance le Dr Jérôme Marty, généraliste et président du syndicat l'UFML-S, sinon cela risque d'être plus anxiogène que rassurant».

Ce qui inquiète les médecins, ce sont d'abord les 14% de formes sévères. Si l'épidémie prend de l'ampleur, comme on l'a vu en Italie avec plus d'une semaine d'avance sur la France, cela peut suffire à engorger les services d'urgences, ou plus grave encore, pour les 6% de formes critiques de la maladie, à déborder les capacités des services de réanimations et de soins intensifs.

Que faire donc en pratique si vous avez des symptômes de Covid-19 ? «C'est très difficile, nous sommes dans une situation qui va changer dans quelques heures ou dans quelques jours, explique au Figaro le Dr Serge Smadja, secrétaire général de SOS médecin France. À l'heure où je vous parle nous sommes encore au stade 2, c'est-à-dire que lorsqu'on voit un cas suspect de maladie à coronavirus (Covid-19), on doit immédiatement contacter le Samu/Centre 15». En théorie, les cas suspects doivent en effet bénéficier d'un test pour savoir s'ils sont infectés ou non par le Sars-CoV-2 (le nom du coronavirus responsable de la pandémie actuelle).

Mais lorsque la France sera passée au stade 3, les priorités vont changer. L'effort de prise en charge initial et de suivi des malades modérément atteints se reporte sur la médecine de ville. Il existe déjà des dispositifs médicaux de télésuivi connecté pour les insuffisants respiratoires qui pourraient s'avérer utiles. On renonce, sauf exceptions de clusters, à remonter les chaînes de contaminations et l'hospitalisation concerne essentiellement les cas les plus graves. «Il s'agit d'organiser au mieux la prise en charge à domicile pour décharger au maximum le secteur hospitalier, explique le Pr François Bricaire, infectiologue et membre de l'Académie de médecine. À ce stade on fera comme lors des épidémies de grippe ou tout ce qui ressemble à une grippe est considéré comme une grippe, on dira que tout ce qui ressemble à une infection à coronavirus est une coronavirose.»

L'afflux de patients commencera donc dans les cabinets médicaux, en première ligne. «J'ai une salle d'attente à part pour les patients suspects d'infection respiratoire, explique cette généraliste du Pas-de-Calais, pas besoin de réserver une plage horaire pour les cas suspects.»

Les généralistes testeront-ils les patients suspects pour le Covid-19, maintenant qu'un décret du ministre de la Santé va permettre leur utilisation et leur remboursement en ville ? «S'ils arrivent à la vitesse des masques FFP2, ça sera difficile d'en faire», ironise le Dr Emmanuel Bourdrez, médecin généraliste à Solesme, qui depuis une semaine consomme à vitesse accélérée masques chirurgicaux, lunettes de protection et gants. Rappelons que seuls les masques FFP2 protègent efficacement le médecin d'un patient sans masque. «L'idée de la DGS de se contenter d'un masque chirurgical pour le médecin et le patient est irréaliste en médecine générale, souligne le Dr Jérôme Marty, généraliste et président du syndicat l'UFML-S. Comment faites-vous pour examiner la gorge d'un patient qui porte un masque ?»

Vocabulaire

en renfort	*loc.adv.* 增援
coronavirus	[kɔrɔnavirys] *n.m.* 冠状病毒
infection	[ɛ̃fɛksjɔ̃] *n.f.* 感染，传染
Covid-19	新冠肺炎
bel et bien	确确实实，千真万确
manifestation	[manifɛstasjɔ̃] *n.f.* 症状
piège	[pjɛʒ] *n.m.* 圈套
forcément	[fɔrsemɑ̃] *adv.* 必然地，不可避免地
hospitalisation	[ɔspitalizasjɔ̃] *n.f.* 住院
respiratoire	[rɛspiratwar] *adj.* 呼吸的
gêne	[ʒɛn] *n.f.* 不舒服，不适
incubation	[ɛ̃kybasjɔ̃] *n.f.* 潜伏期
symptôme	[sɛ̃ptom] *n.m.* 症状
Samu	[samy] *n.m.* service d'aide médicale d'urgence 医疗急救
instruction	[ɛ̃stryksjɔ̃] *n.f. pl.* 指示，指令
initiative	[inisjativ] *n.f.* 主动性，积极性
urgences	[yrʒɑ̃s] *n.f.pl.* 急诊室
au risque de	有……的危险
engorger	[ɑ̃gɔrʒe] *v.t.* 堵塞
système	[sistɛm] *n.m.* 系统
soin	[swɛ̃] *n.m.* 治疗

propager	[prɔpaʒe] *v.t.* 传播
virus	[virys] *n.m.* 病毒
virose	[viroz] *n.f.* 病毒病
essoufflé, e	[esufle] *adj.* 气喘吁吁的
musculaire	[myskylɛr] *adj.* 肌肉的
diffus, e	[dify, y:z] *adj.* 扩散的，散开的
bouché, e	[buʃe] *adj.* 堵塞的
diarrhée	[djare] *n.f.* 腹泻
nausée	[noze] *n.f.* 恶心
modéré, e	[mɔdere] *adj.* 中等的
privilégier	[privileje] *v.t.* 给予优先，给予优惠
téléconsultation	[telekɔ̃syltasjɔ̃] *n.f.* 远程咨询
s'aggraver	[sagrave] *v.pr.* 严重，恶化
pneumologue	[pnømɔlɔg] *n.* 肺科医生
nuancer	[nɥɑ̃se] *v.t.* 表达细微的差别
généraliste	[ʒeneralist] *n.* 全科医生
anxiogène	[ɑ̃ksjɔʒen] *adj.* 引起焦虑的
rassurant, e	[rasyrɑ̃, ɑ̃:t] *adj.* 使人放心的
ampleur	[ɑ̃plœr] *n.f.* 广泛
critique	[kritik] *adj.* 危急的
déborder	[debɔrde] *v.t.* 超出范围，超出限度
réanimation	[reanimasjɔ̃] *n.f.* 急救
intensif, ve	[ɛ̃tɑ̃sif, i:v] *adj.* 强化的
stade	[stad] *n.m.* 期
suspect, e	[syspɛ(kt), kt] *adj.* 可疑的
infecter	[ɛ̃fɛkte] *v.t.* 传染
responsable	[rɛspɔ̃sabl] *adj.* 构成原因的
pandémie	[pɑ̃demi] *n.f.* 大流行病
priorité	[prijɔrite] *n.f.* 优先
initial, ale	[inisjal] *adj.* 开始的，最初的
suivi	[sɥivi] *n.m.* （连续）跟踪
modérément	[mɔderemɑ̃] *adv.* 适度地，适中地
se reporter sur	转移到

dispositif	[dispozitif] *n.m.* 机构
télésuivi	[telesɥivi] *n.m.* 远程监控
insuffisant	[ɛ̃syfizɑ̃, -t] *n.m.* 机能不全
s'avérer	[savere] *v.pr.* 显得，表现得
cluster	[klœstœ:r; klystɛ:r] *n.m.* 小群
remonter	[r(ə)mɔ̃te] *v.t.* 提高
contamination	[kɔ̃taminasjɔ̃] *n.f.* 传染，感染
au mieux	最好地
décharger	[deʃarʒe] *v.t.* 卸
infectiologue	[ɛ̃fɛksjɔlɔg] *n.* 传染病学家
coronavirose	[kɔrɔnaviroz] *n.f.* 冠状病毒病
afflux	[afly] *n.m.* 涌来，涌至；大量到达，汇集
à part	*loc adj.* 单独的，分开的
plage	[plaʒ] *n.f.* 一段时间
maintenant que	*conj.* 既然
décret	[dekrɛ] *n.m.* 法令
remboursement	[rɑ̃bursəmɑ̃] *n.m.* 偿还
masque	[mask] *n.m.* 口罩
accélérer	[akselere] *v.t.* 加速
DGS	sigle de Direction générale de la santé 卫生总署
se contenter	[sə kɔ̃tɑ̃te] *v.pr.* (+de) 满足于
chirurgical, ale	[ʃiryrʒikal] *adj.* 外科的
irréaliste	[irealist] *adj.* 不现实的
examiner	[ɛgzamine] *v.t.* 检查

Notes

1. Avec un piège possible au début de la maladie, puisque la fièvre n'apparaît pas forcément les premiers jours
   在新冠肺炎发病的最初几天可能会给人一种假象，因为在发病的最初几天并不一定会发烧。un piège 本义是"陷阱"的意思，比如 un piège à rats 捕鼠器、poser un piège à lapins 放抓兔子器。这里可以理解为"诡计，骗人的把戏"。

2. Pour les personnes qui ont été en contact avec un malade confirmé de Covid-19, on recommande en particulier de surveiller la température deux fois par jour (et l'apparition de signes respiratoires : toux, gêne) pendant 14 jours, la durée de la période d'incubation avant de déclarer des symptômes si on a été contaminé.

对于与新冠肺炎病人接触过的人，我们特别建议他们每天测两次体温（看有没有出现呼吸方面的症状：咳嗽，不舒服），并且坚持测体温14天。这14天是感染了新冠肺炎的人出现症状前的潜伏期。surveiller la température 的意思是"监测体温"，类似的表达还有 surveiller son poids（注意自己的体重）。

3. Ne surtout pas aller de sa propre initiative aux urgences, au risque d'engorger les systèmes de soin tout en propageant le virus...

千万不要擅自决定去急诊室，以免使医疗系统人满为患，同时还会传播病毒。这里 de sa propre initiative 的意思是"主动地，独自决定地"，如 C'est un individu qui agit de sa propre initiative. 他是个自行其事的家伙。 initiative 有时还可以理解为"发起"，如 à l'initiative de qqn 由……发起，如 Le festival d'Avignon a été créé à l'initiative de Jean Vilar。

4. «D'accord, si ce sont des malades que l'on connaît bien, nuance le Dr Jérôme Marty, généraliste et président du syndicat l'UFML-S, sinon cela risque d'être plus anxiogène que rassurant».

"如果是我们认识的病人，可以这样做"，热罗姆·马蒂医生更正说，他是全科医生以及 UFML-S 工会主席。否则这种做法可能让人更焦虑而不是让人放心。nuancer 是表达细微的差别。

5. Mais lorsque la France sera passée au stade 3, les priorités vont changer. L'effort de prise en charge initial et de suivi des malades modérément atteints se reporte sur la médecine de ville.

当法国将要进入到第三阶段的时候，那么我们优先要考虑的事情就变了。对稍微有点严重的病人的初步救治和跟踪治疗转移到社区医生那儿。la prise en charge 这个词来自 prendre en charge qqn，prise 是 prendre 的名词形式，意思是"照顾某人"，la médecine de ville 是指"社区医生"和"社区医疗"。

6. «S'ils arrivent à la vitesse des masques FFP2, ça sera difficile d'en faire», ironise le Dr Emmanuel Bourdrez, médecin généraliste à Solesme, qui depuis une semaine consomme à vitesse accélérée masques chirurgicaux, lunettes de protection et gants.

"如果可疑病人到来的速度与消耗外科口罩的速度相同，这个检查就很难做了。"埃马纽埃尔·布尔德雷医生讥讽地说，他是索雷姆的全科医生，这个地方一个星期以来飞速消耗外科口罩、护目镜和口罩。

Grammaire

I. 指示代词 (pronom démonstratif)

1. 词形

简单词形		
	单数	复数
阳性	celui	ceux
阴性	celle	celles
中性	ce	
复合形式		
	单数	复数
阳性	celui-ci	ceux-ci
	celui-là	ceux-là
阴性	celle-ci	celles-ci
	celle-là	celles-là
中性	ceci	
	cela, ça	

2. 用法

指示代词代替已经提到过的名词，它可以避免重复。

(1) 简单形式

简单形式的指示代词后面可以接介词 de，或关系代词

A. + 介词 de

Ex: La chambre des parents donnent sur le jardin. Celle des enfants donnent sur la rue.

B. + 关系代词

Ex: Les autres symptômes n'ont malheureusement rien de très particuliers et sont du même type que ceux que l'on retrouve dans les autres viroses respiratoires.

Il y a deux chemins pour aller à l'école. Celui qui passe par la boulangerie est plus court.

C. 指示代词后面还可以接过去分词或除 de 之外的其他介词

Ex: Il y a trop d'accidents sur les routes : ceux causés par l'excès de vitesse sont les plus fréquents.

Nous préférons les vêtements en coton à ceux en nylon.

(2) 复合形式

A. 当两个复合指示代词用在同一个句子里，带 -ci 的指较近的人或物，带 -là 指较远的人或物。

Ex: Quel rouge à lèvres voulez-vous Madame ? Celui-ci ou celui-là ?

B. 带 -ci 的指示代词指最近的名词，而带 -là 的指示代词指最先列出的名词

Ex: Sébastien et sa sœur sont arrivés, celle-ci par le train, celui-là par la route. (celle-ci=sa sœur, celui-là=Sébastien)

Vincent voulait calmer son petit frère, mais celui-ci pleurait sans arrêt. (celui-ci=le petit frère)

C. 带 -ci 的指示代词指后面将要提及的人或物，带 -là 的指示代词指前面提及过的人或物

Ex: La question qui m'obèse est celle-ci : «Pourquoi ne suis-je pas comme les autres ?»

(3) 中性形式

A. ce

ce 的用法仅仅局限于某些结构中

a. ce+être+nom=identification（表达身份验证）

Ex: C'est un étudiant.

     Ce sont des journalistes.

b. ce+être 的其他用法

(a) 用来代替一句话

Ex: Il y avait beaucoup de monde dans la rue Nanjing pendant la fête nationale ; c'était impressionnant.

(b) C'est +adj= il est（无人称句型）

Ex: C'est important d'apprendre une langue étrangère.

c. ce+pronom relatif（关系代词）

(a) ce 的意义不确定

Ex: Choisis ce que tu veux comme cadeau.

     J'ai trouvé tout ce dont j'avais besoin dans cette boutique de mode.

(b) ce 代替一句话

Ex: Laurent est très patient.Ce qui est très important pour un stagiaire.

     Beaucoup de magasins sont fermés le dimanche en France, ce que les clients chinois trouvent inacceptable.

B. cela

a. cela(口语中用 ça) 代替一个词组或一句话

Ex: Elle est entrée dans une grande école. Ça, c'est très bien.

b. cela 用在除 être 之外的动词前做主语

Ex: C'est intéressant de lire le roman.

     Cela m'intéresse de lire le roman de Stendhal.

c. ça 还用在很多俗语表达中

Ex: Comment ça va ?

     C'est ça !

     Ça y est !

d. ça 用在一些无人称结构中，它的动词是除了 être 之外的动词

Ex: Ça m'étonne que vous ayez beaucoup de monde le premier jour de l'ouverture.

Ça m'ennuie de faire des devoirs tout le temps.

e. 当名词表达总的概念，ça 可以带替人称代词 le, la, les

Ex: -Tu aimes les fruits ?

- Oui, j'aime ça.

Exercices

I. Questions sur le texte : répondez aux questions sans araphraser le texte.

1. Quel est le principal élément d'alerte sur une possible infection au Covid-19 ?

2. Quels sont les symptômes de l'épidémie de Covid-19 ?

3. Qu'est-ce qu'on recommande de faire pour les personnes qui ont été en contact avec un malade confirmé de Covid-19 ?

4. Quelle est la durée de la période d'incubation de l'épidémie de Covid-19 ?

5. Pourquoi ne faut-il pas aller de sa propre initiative aux urgences pendant la pandémie de Covid-19 ?

6. À l'exception de la fièvre et de la toux, quels sont les autres symptômes du Covid-19 ?

7. Qu'est-ce qui inquiète le plus les médecins ?

8. Que faire en pratique si vous avez des symptômes de Covid-19 ?

9. Quelles mesures seront prises lorsque la France passera au stade 3 ?

10. Quel type de masque protège efficacement le médecin d'un patient sans masque ?

11. Donnez votre opinion sur la gestion du Covid-19 en France à ce stade de l'épidémie.

Lecture

Covid-19 : qui a été le plus touché pendant le confinement ?

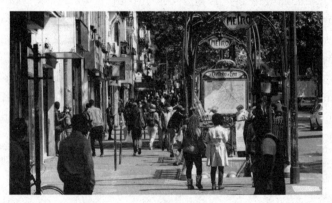

À l'issue du confinement, 9% de la population parisienne avait contracté le Sars-CoV-2.

INFOGRAPHIE-La proportion de Français touchés par le virus lors de la première vague est de 4,5%. Même dans les régions les plus touchées, on est très loin du seuil nécessaire pour que l'immunité de groupe puisse freiner l'épidémie.

Ce n'est une surprise pour personne, le Covid-19 a touché la France avec une intensité variable au printemps. Une étude très complète de l'Inserm mesurant la présence d'anticorps au Sars-CoV-2 dans la population permet d'en prendre la mesure et d'en tirer quelques enseignements.

En mai, les chercheurs ont testé plus de 12.400 personnes pour connaître leur séroprévalence, et en ont tiré la première carte détaillée et représentative de l'immunité collective sur le territoire. Avec 4,5% d'adultes présentant des anticorps, la moyenne nationale est «proche de celle observée dans les pays européens pour lesquels des données de même type sont disponibles», écrivent les auteurs de cette étude EpiCov présentée ce vendredi. Elle est aussi cohérente avec de précédentes estimations publiées en France.

À l'échelle régionale, les variations sont en phase avec les taux d'hospitalisations et décès qui furent observés pendant le confinement. L'Ile-de-France est ainsi celle qui compte la plus grande part de personnes anciennement contaminées (9,2%), loin devant Grand Est (6,7%) et la région PACA (5,2%).

Mais si l'on zoome davantage, c'est le Haut-Rhin, où se situe Mulhouse, qui compte la plus forte «immunité collective», à 10,8%. On se souvient que l'épidémie française avait flambé à la suite d'un vaste rassemblement évangélique, fin février à Mulhouse.

Les régions les plus épargnées sont la Bourgogne-Franche-Comté (1,5%), la Normandie (1,9%), la Nouvelle-Aquitaine (2%) et le Centre-Val-de-Loire (2,1%).

Recueillies en mai, ces données reflètent un équilibre qui continue «d'évoluer, vraisemblablement», commente Josiane Warszawski, épidémiologiste à l'Inserm et coauteur de ces travaux. «La séroprévalence va augmenter avec la deuxième vague qui s'annonce. Pour autant, le classement ne va peut-être pas changer tant que ça. On voit par exemple que la région parisienne est de nouveau très touchée.» À la fin de l'année, ces données seront mises en comparaison avec celles qui sont collectées en ce moment. «Cela va nous permettre de mieux comprendre comment se diffuse le virus».

Des facteurs de risque identifiés

Avec 4,5%, et même 10% dans les zones les plus affectées, l'immunité collective française reste très éloignée du niveau où elle pourrait protéger la population (estimée à 70%). Ce n'est d'ailleurs pas un objectif affiché des autorités sanitaires. «Le coût en termes de mortalité serait très élevé, rappelle Josiane Warszawski. L'idée, c'est plutôt de gagner du temps pour produire une immunité, par exemple par le biais de vaccins». À noter que la classe d'âge la plus contaminée au sortir du confinement est celle des 30-50 ans, même si les plus âgés ont davantage été hospitalisés ou en sont morts.

L'autre enseignement de cette étude sur la séroprévalence porte sur les facteurs de risque sociaux et environnementaux de contracter le virus. Les chercheurs en ont identifié plusieurs : vivre dans une commune densément peuplée, habiter un logement surpeuplé, avoir de faibles revenus, vivre avec au moins un enfant et être soignant. «Le problème, c'est qu'on observe un effet cumulatif des facteurs favorisants», comme être précaire, vivre dans un logement surpeuplé et dans une zone urbaine dense», note la sociologue Nathalie Bajos, coauteur de l'étude. Par ailleurs, ce sont aussi les couches de populations les plus défavorisées qui ont vu leur situation financière se dégrader le plus pendant le confinement.

Les collectes d'informations se poursuivent et devraient aider les chercheurs de l'Inserm à répondre à d'importantes questions, notamment sur la persistance des anticorps dans le sang des anciens malades.

Vocabulaire

à l'issue de	loc.prép. 在……结束后
confinement	[kɔ̃finmɑ̃] n.m. 禁闭
seuil	[sœj] n.m. 门槛
immunité	[imynite] n.f. 免疫性
freiner	[frɛne] v.t. 阻止，抑制
intensité	[ɛ̃tɑ̃site] n.f. 强度
variable	[varjabl] adj. 有变化的，变化不定的
Inserm	Insitut national de la santé et de la recherche médicale 全国保健和医学研究所
anticorps	[ɑ̃tikɔr] n.m. 抗体
tirer les enseignements de qqch	从某事中吸取教训
séroprévalence	[serɔprevalɑ̃s] n.f. 血清阳性率
détaillé, e	[detaje] adj. 详细的，详尽的
représentatif, ve	[rəprezɑ̃tatif, i:v] adj. 有代表性的，典型的
donnée	[dɔne] n.f. 数据
cohérent, e	[kɔerɑ̃, ɑ̃:t] adj. 一致的，协调的
à échelle + adj.	在……范围内
variation	[varjasjɔ̃] n.f. 变化
être en phase avec qn/qch	与某人（某事）相一致，相协调
décès	[desɛ] n.m. 死亡
anciennement	[ɑ̃sjɛnmɑ̃] adv. 往昔，从前
contaminer	[kɔ̃tamine] vt. 传染
zoomer	[zume] vi. 用变焦距镜头推进或拉远
flamber	[flɑ̃be] vi. 燃烧
rassemblement	[rasɑ̃bləmɑ̃] n.m. 集合，聚集
évangélique	[evɑ̃ʒelik] adj. 福音的，新教的
épargner	[eparɲe] v.t. 避免，免除
recueillir	[rəkœjir] v.t. 收集，搜集

refléter [rəflete] *v.t.* 反映；体现

vraisemblablement [vrɛsãblabləmã] *adv.* 大概，或许，很可能

épidémiologiste [epidemjɔlɔʒist] *n.* 流行病学者

coauteur [kootœr] *n.m.* 合著者

s'annoncer [sanɔ̃se] *v.pr.* 预报，预告

pour autant *loc. adv.* 就此，因此

classement [klasmã] *n.m.* 等级，名次

tant que ça 这样地，如此地

collecter [kɔlɛkte] *v.t.* 收集

se diffuser [sədifyze] *v.pr.* 扩散，散布

facteur [faktœr] *n.m.* 因素

affecter [afɛkte] *v.t.* 影响

collectif, ve [kɔlɛktif, iːv] *adj.* 集体的 *n.m.* 组，团体

éloigné, e [elwaɲe] *adj.* 离得远的，差得远的

objectif [ɔbʒɛktif] *n.m.* 目的，目标

afficher [afiʃe] *v.t.* 公示

autorité [otɔrite] *n.f. pl.* 当局，官方

sanitaire [sanitɛr] *adj.* 卫生的，公共卫生的

en termes de 在……方面

mortalité [mɔrtalite] *n.f.* 死亡

par le biais de *loc. prep.* 通过……

à noter que *loc.conj.* 要注意到……

classe [klas] *n.f.* [统] 组，la classe d'âge 年龄组

au sortir de *loc.prép.* 在离开……时，在结束……时

hospitaliser [ɔspitalize] *vt.* 收进医院

porter sur 针对

environnemental, e [ãvirɔnmãtal] *adj.* 环境的

contracter [kɔ̃trakte] *vt.* 沾上，染上

commune [kɔmyn] *n.f.* 市镇

densément [dãsemã] *adv.* 密集地

peupler [pœple] *vt.* 居住

surpeupler [syrpœple] *vt.* 使人口过剩

soignant, e [swaɲɑ̃, ɑ̃:t] *n.* 护理人员

cumulatif, ve [kymylatif, i:v] *adj.* 累积的

favorisant, e [favɔrizɑ̃, ɑ̃:t] *adj.* 有利的

précaire [prekɛr] *adj.* 不稳定的

sociologue [sɔsjɔlɔg] *n.* 社会学家

couche [kuʃ] *n.f.* 层；阶层

défavorisé, e [defavɔrize] *adj.*（经济，社会，文化等）
条件差的

se dégrader [sədegrade] *v.pr.* 价值，品质降低

collecte [kɔlɛkt] *n.f.* 收集，收购

se poursuivre [səpursɥivr] *v.pr.* 继续进行，继续从事

persistance [pɛrsistɑ̃s] *n.f.* 持续，持久

Unité 3
Prise en charge de l'AVC :
pourquoi chaque minute compte

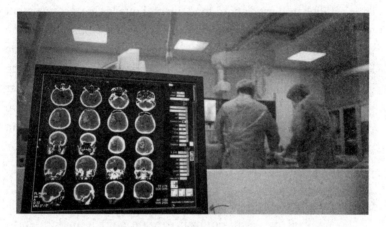

Après un AVC, 40% des patients gardent des séquelles à vie.

INFOGRAPHIE-L'accident vasculaire cérébral est une urgence médicale absolue. Mais il est possible de s'en remettre si la prise en charge est rapide et qu'elle s'accompagne d'une rééducation bien menée.

Une artère transportant le sang au cerveau qui se bouche, ou bien la rupture d'un vaisseau cérébral, voilà les deux grands types d'AVC qui peuvent endommager durablement notre cerveau. Cet accident est bien plus fréquent qu'on l'imagine : en France, une personne de 20 ans sur 5 fera un AVC au cours de sa vie.

Aujourd'hui, l'AVC affecte plus de 130.000 personnes par an. 39.000 en décèdent et, parmi les survivants, 40% gardent des séquelles plus ou moins importantes telles qu'une hémiplégie ou des troubles du langage oral et écrit selon les zones cérébrales touchées. L'AVC est ainsi devenu la première cause de handicap acquis chez l'adulte et la deuxième cause de démence.

«Pour réduire l'impact de cette maladie, explique le Pr Amarenco, chef de service du centre d'accueil et de traitement de l'AVC à l'hôpital Bichat, il est d'abord fondamental que les gens connaissent les symptômes d'alerte. Des troubles soudains de la parole, une paralysie totale ou partielle du visage, des pertes de l'équilibre et de la marche, des anomalies de la vision avec une réduction du champ visuel, voire un mal de tête très violent doivent les inciter à appeler le 15 sans attendre, même si ces symptômes sont transitoires. On peut réchapper d'un AVC, d'autant mieux que l'on agit rapidement pour rétablir l'afflux sanguin au cerveau. Chaque minute perdue prive les neurones d'oxygène et de nutriments.»

Quels traitements ?

En général, le Samu conduit directement le malade dans l'une des 150 unités neurovasculaires (UNV) de prise en charge de l'AVC. L'équipe confirme le diagnostic et précise la nature et la gravité de l'AVC à l'aide d'un scanner et d'une IRM. Infarctus (artère bouchée par un caillot) ou hémorragie cérébrale... Les traitements sont radicalement différents. Pour l'infarctus cérébral, il faut déboucher l'artère au plus vite. Le traitement de référence est l'injection intraveineuse d'une substance pouvant dissoudre le caillot (thrombus).

Mais tous les patients ne sont pas éligibles à cette thrombolyse car la fenêtre de tir thérapeutique est étroite-quatre heures trente au maximum après les premiers symptômes-et elle peut provoquer des hémorragies cérébrales chez certains d'entre eux. Toutefois, on estime aujourd'hui que ce traitement permet d'augmenter de 30% le nombre de patients guéris.

Depuis quelques années, en complément ou en substitution à la thrombolyse, les neuroradiologies peuvent aussi retirer le caillot à l'aide d'un «microlasso» disposé à l'extrémité d'un cathéter introduit dans l'artère bouchée. «Ces thrombectomies améliorent grandement les chances de guérison, commente le Pr Amarenco. Malheureusement, seules les UNV dotées d'un service de neuroradiologie interventionnel en CHU sont autorisées à les pratiquer, soit 38 unités sur 150 ! C'est absurde car la plupart des autres possèdent les cathéters pour les réaliser parfaitement.»

Prévenir le risque de récidive

Une fois l'artère débouchée, il faut traiter les complications précoces, le risque hémorragique notamment, et rechercher les causes de l'AVC (hypertension, cholestérol...) pour les traiter au plus vite et prévenir une récidive. L'équipe de l'UNV évalue ensuite les séquelles motrices et cognitives dues aux lésions des zones cérébrales afin de définir les besoins de rééducation.

Les patients les plus affectés sont orientés vers des centres spécialisés où ils pourront peut-être retrouver la parole ou leur capacité à marcher. Il s'agit alors de faire travailler les fonctions défaillantes pour essayer de récréer de nouvelles connexions entre les neurones, et en quelque sorte, de contourner la lésion. La plasticité du cerveau humain est ici un atout précieux.

Vocabulaire

AVC accident vasculaire cérébral	脑血管意外	
vasculaire	[vaskylɛr] *adj.*	血管的
cérébral, e	[serebral] *adj.*	大脑的
à vie	终身地	
s'en remettre	恢复健康	

rééducation	[reedykasjɔ̃] *n.f.*	机能训练
artère	[artɛr] *n.f.*	动脉
se boucher	[səbuʃe] *v.pr.*	自己堵塞
rupture	[ryptyr] *n.f.*	（器官的）破裂
vaisseau	[vɛso] *n.m.*	血管
endommager	[ɑ̃dɔmaʒe] *v.t.*	损害，损坏
durablement	[dyrabləmɑ̃] *adv.*	持久地
survivant, e	[syrvivɑ̃, ɑ̃:t] *n.*	幸存者，幸免于死的人
séquelle	[sekɛl] *n.f.*	后遗症
hémiplégie	[emipleʒi] *n.f.*	半身不遂
trouble	[trubl] *n.m.*	障碍，紊乱
acquis, e	[aki, i:z] *adj.*	后天的
démence	[demɑ̃s] *n.f.*	痴呆
transitoire	[trɑ̃zitwar] *adj.*	短暂的
impact	[ɛ̃pakt] *n.m.*	影响
anomalie	[anɔmali] *n.f.*	反常
vision	[vizjɔ̃] *n.f.*	视觉，视力
champ	[ʃɑ̃] *n.m.*	范围，领域
visuel, le	[vizɥɛl] *adj.*	视觉的，视力的
voire	[vwar] *adv.*	甚至
réchapper	[reʃape] *vt. ind.*	幸免于难，脱险
rétablir	[retablir] *v.t.*	恢复
priver	[prive] *v.t.*	剥夺，使丧失
neurone	[nøron] *n.m.*	神经元
oxygène	[ɔksiʒɛn] *n.m.*	氧气
nutriment	[nytrimɑ̃] *n.m.*	营养物
neurovasculaire	[nœrovaskylɛr] *adj.*	神经血管的
gravité	[gravite] *n.f.*	严重性，危险性
scanner	[skanɛr] *n.m.*	断层扫描议
IRM	(imagerie par résonance magnétique) *n.f.* 核磁共振	

infarctus	[ɛ̃farktys] *n.m.* 梗塞，梗死
caillot	[kajo] *n.m.* (血，乳等的) 凝块
hémorragie	[emɔraʒi] *n.f.* 出血
radicalement	[radikalmɑ̃] *adv.* 根本地，彻底地
déboucher	[debuʃe] *v.t.* 疏通
référence	[referɑ̃s] *n.f.* 参考，参照
intraveineux, se	[ɛ̃travɛnø, ø:z] *adj.* 静脉内的
substance	[sypstɑ̃s] *n.f.* 物质
dissoudre	[disudr] *v.t.* 溶解
thrombus	[trɔ̃bys] *n.m.* 血栓
éligible	[eliʒibl] *adj.* 有被选举资格的
thrombolyse	[trɔ̃bɔliz] *n.f.* 血栓溶解
fenêtre de tir	时间空档
complément	[kɔ̃plemɑ̃] *n.m.* 补充部分，补足部分
substitution	[sypstitysjɔ̃] *n.f.* 代替
neuroradiologie	[nøroradjɔlɔʒi] *n.f.* 神经系放射学
microlasso	[mikrolaso] *n.m.* 微套索，微套网
disposer	[dispoze] *v.t.* 放置
extrémité	[ɛkstremite] *n.f.* 端，末端
cathéter	[katetɛr] *n.m.* 导管
introduire	[ɛ̃trɔdɥir] *v.t.* 把……插进
thrombectomie	[trɔ̃bɛkɔmi] *n.f.* 血栓切除术
grandement	[grɑ̃dmɑ̃] *adv.* 大大地
doter	[dɔte] *v.t.* 装备，配备
interventionnel, le	[ɛ̃tɛrvɑ̃sjɔnɛl] *adj.* 介入的
absurde	[apsyrd] *adj.* 荒谬的
récidive	[residiv] *n.f.* 复发
complication	[kɔ̃plikasjɔ̃] *n.f.* (医学) 并发症
précoce	[prekɔs] *adj.* 早期的
hémorragique	[emɔraʒik] *adj.* 出血的
hypertension	[ipɛrtɑ̃sjɔ̃] *n.f.* 高血压

cholestérol	[kɔlɛsterɔl] n.m.	胆固醇
motrice	[mɔtris] adj.	运动的
cognitif, ve	[kɔgnitif, i:v] adj.	认知的
lésion	[lezjɔ̃] n.f.	病变
définir	[definir] v.t.	确定
orienter	[ɔrjɑ̃te] v.t.	引导
défaillant, e	[defajɑ̃, ɑ̃:t] adj.	有缺陷的
connexion	[kɔnɛksjɔ̃] n.f.	连接
en quelque sorte	adv.	以某种方式
contourner	[kɔ̃turne] v.t.	绕过
plasticité	[plastisite] n.f.	可塑性
atout	[atu] n.m.	王牌

Notes

1. Mais il est possible de s'en remettre si la prise en charge est rapide et qu'elle s'accompagne d'une rééducation bien menée.

   但是如果治疗的及时并且进行很好的机能训练，脑血管意外也可以恢复。

2. On peut réchapper d'un AVC, d'autant mieux que l'on agit rapidement pour rétablir l'afflux sanguin au cerveau.

   一个人越是迅速采取行动，以恢复大脑供血，越是能从脑血管意外中脱险。

   这里 d'autant mieux que 这个短语表示原因，意思是"越是很好地干……越……"，如 C'est d'autant mieux qu'elle est libre demain。

3. Mais tous les patients ne sont pas éligibles à cette thrombolyse car la fenêtre de tir thérapeutique est étroite-quatre heures trente au maximum après les premiers symptômes-et elle peut provoquer des hémorragies cérébrales chez certains d'entre eux.

   但是并不是所有病人都适合溶栓，因为临床的最适合溶栓的时间窗很短，是在出现最初症状后的四小时三十分内。溶栓对某些病人来说有可能引起出血。

4. Depuis quelques années, en complément ou en substitution à la thrombolyse, les neuroradiologies peuvent aussi retirer le caillot

à l'aide d'un «microlasso» disposé à l'extrémité d'un cathéter introduit dans l'artère bouchée.

几年以来，作为溶栓的补充和替代品，神经放射学也可以通过一个微套索来去除血块。这个微套索放置在伸进堵塞动脉中的一个导管的末端。

5. Malheureusement, seules les UNV dotées d'un service de neuroradiologie interventionnel en CHU sont autorisées à les pratiquer, soit 38 unités sur 150 ! C'est absurde car la plupart des autres possèdent les cathéters pour les réaliser parfaitement.»

可惜，只有在大学附属的教学医疗中心配备了神经介入科的脑血管单位才被允许这种操作，在法国150个脑血管单位只有38家具有这种能力。这个规定很荒谬，因为大多数的不具备这种资质的单位也有这种导管，也可以很好地完成这种操作。CHU 是 Centre Hospitalier Universitaire 的缩写，意思是"大学附属的教学医疗中心"。

6. Il s'agit alors de faire travailler les fonctions défaillantes pour essayer de récréer de nouvelles connexions entre les neurones, et en quelque sorte, de contourner la lésion.

我们要做的就是让失能的机体功能重新运转以便尝试在神经元之间建立新的连接，并且以某种方式避免病变。

Grammaire

I. 现在分词

1. 构成：现在分词是由动词直陈式现在时第一人称复数的词根加 –ant 构成的

Ex: donner → nous donnons → donnant

finir → nous finissons → finissant

venir → nous venons → venant

faire → nous faisons → faisant

注意几个特殊的现在分词：

savoir → sachant

être → étant

avoir → ayant

2. 用法

现在分词表示动作，无性、数变化。

(1) 现在分词用作定语，紧接在被修饰成分之后，不用逗号分开，相当于 qui 引导的限定性关系从句：

Ex: Les personnes préférant la viande pourront prendre du boeuf ou du porc. (=les personnes qui préfèrent la viande.)

Les réunions commençant à neuf heures du matin finiront à trois heures de l'après-midi. (=les conférences qui commencent)

J'ai reçu un paquet contenant une robe.

(2) 起状语从句的作用，表示

A. 原因

Ex: Ayant pas d'argent, il a volé des vélomoteurs.

B. 时间

Ex: Voyant (=Comme il voit) que les autres s'endorment, il s'enfuit.

C. 相当于并列句。现在分词用来表示和主句动词同时发生的动作时，往往相当于并列句。

Ex: Prenant un parapluie, Estelle accompagne son ami jusqu'au bout du couloir.

(=Estelle prend un parapluie et accompagne...)

D. 让步

Ex: Approchant de quarante ans, elle restait encore très mince.

E. 独立现在分词句。现在分词可以构成一个有自己主语的分句。

Ex: Nos invités s'étant excusé, nous avons annulé la fête.

3. 动形容词 (adjectif verbal)

动形容词同现在分词一样，具有 ant 的形式，但它并不表示动作，它在句中的作用与普通形容词相同，可作形容语或表语，并同有关名词作性、数配合。

Ex: Vous avez des enfants charmants.

4. 现在分词与动形容词的区别

(1) 现在分词表示动作，无性数变化。而动形容则表示某种品质，并同有关名词配合。

Ex: des propos inquiétants

(2) 现在分词可带有宾语、状语或表语，而动形容词可有补语，不能有宾语。

Ex: Des enfants dormant dans leur chambre. (现在分词后面加状语)
Voici un exercice fatiguant les élèves. (现在分词后面加宾语)
C'est un exercice fatigant pour les enfants. (动形容词后面加补语)
Ce sont deux couleurs fort approchantes l'une et l'autre. (动形容词后面加补语)

(3) 副词或副词短语加在动形容词前，而位于现在分词之后。

Ex: Ce sont des enfants bien obéissants. (动形容词)
Ce sont des enfants obéissant bien. (现在分词)

注意：动形容词和现在分词的写法有可能不同

Ex: convaincre : convainnquant (p.p) — convaincant (adj.)
provoquer : provoquant (p.p) — provocant (adj.)
négliger : négligeant (p.p) — négligent (adj.)

II. 表示目的的短语

在法语中，表达目的可以用连词短语来表达，也可以用介词来表达。

1. 用连词短语表达目的时，从句的时态用虚拟式，因为这种短语要表达的是一个想要达到的结果。

常用的连词短语有 pour que, afin que, de peur que (ne), de crainte que(ne), de sorte que, de façon (à ce) que, de manière (à ce) que

Ex: Il travaille dur pour que ses enfants aient une meilleure éducation.
Elle a mis ses bijoux dans le coffre-fort de peur qu'on ne les lui vole.

注意：

(1) De manière que, de façon que, de sorte que 也可以表达结果，这时候时态用直陈式。

比较: Le professeur parlait dans un micro, de sorte que chacun l'entende clairement.(希望得到的结果)

Le professeur parlait dans un micro, de sorte que chacun l'entendait clairement.(得到的结果)

(2) 当有两个从句时，不用重复连词，可以用 que 代替。

Ex: J'ai laissé ma voiture chez le garagiste pour qu'il vérifie les freins et qu'il change les pneus.

2. 用其他方式表达目的

(1) 介词 + 动词原形

当动词不定式和主要动词的主语一致时，要用介词加动词不定式来表达目的。介词有 pour, afin de, de peur de, de crainte de, de façon à, de manière à, en vue de, dans le but de, dans l'intention de (不是很常用)。

Ex: Elle a téléphoné pour te dire la nouvelle.

Je prendrai le métro de peur d'être en retard.

Il suit des cours du soir en vue d'apprendre le français.

(2) 介词 + 名词

介词有 pour, en vue de, de peur de, de crainte de (不是很常用)

Ex: Les élèves travaillent dur en vue d'un bon résultat à l'examen.

Exercices

I. Répondez aux questions suivantes en évitant de paraphraser le texte :

1. Quels sont les deux grands types d'AVC qui peuvent endommager durablement notre cerveau ?

2. L'AVC affecte combien de personnes par an ? Combien en décèdent ? Est-ce que toutes les générations sont concernées ou seulement

les gens âgés ?

3. Quelles sont les séquelles de l'AVC ?

4. Qu'est-ce qui est fondamental pour (en) réduire l'impact (de cette maladie) ?

5. Les traitements sont-ils identiques selon la nature de l'AVC (c'est à dire l'infarctus ou l'hémorragie cérébrale) ?

6. Pourquoi l'auteur dit-il que tous les patients ne sont pas éligibles à cette thrombolyse ?

7. Le traitement de la thrombolyse comporte-t-il des risques ? Peut-on mesurer son efficacité ?

8. Existe-t-il une alternative à la thrombolyse ?

9. Quelle est la contrainte (administrative ?) empêchant de pratiquer les thrombectomies ?

10. Une fois l'artère débouchée, que faut-il faire pour prévenir la récidive ?

11. Que deviennent les patients les plus affectés ?

Lecture
Après un accident cardiovasculaire, la nécessaire reprise de l'activité physique

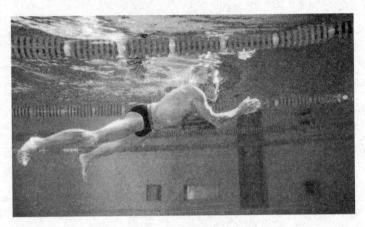

20% des personnes ayant fait un accident cardiovasculaire feront une récidive dans les cinq années suivantes.

NOS CONSEILS SANTÉ-Après un premier accident cardiovasculaire, l'activité physique est cruciale pour diminuer les risques de récidives. Mais il n'est pas toujours facile de s'y remettre.

Avec près de 120.000 infarctus du myocarde et 150.000 accidents vasculaires cérébraux chaque année en France, les accidents cardiovasculaires sont très fréquents. Si de nombreuses personnes s'en sortent, ces survivants doivent être extrêmement attentifs à leur mode de vie. En effet, plus de 20% d'entre eux feront une récidive dans les cinq années suivant le premier accident, comme l'ont estimé plusieurs études. Dans ce contexte, la reprise d'une activité sportive apparaît comme l'un des meilleurs moyens de prévenir un nouvel accident.

Le sport, un remède magique

«L'activité physique permet de diminuer tous les facteurs de risques de récurrence d'un accident cardiovasculaire : la pression artérielle, le taux de cholestérol, le diabète, le tabac, l'alcool et l'obésité», détaille le Dr Laurent Uzan, cardiologue du sport et auteur de Prenez la santé de votre cœur en main (Ed. Leduc.S) Le sport n'est pas un remède magique, mais presque ! «Sans parler d'un entraînement sportif intensif, la reprise d'une activité physique permet une diminution de 30% du risque de faire un deuxième accident cardiovasculaire», poursuit le médecin.

Pourtant, peu de patients suivent ces recommandations. «Vous ne verrez jamais un patient commencer tout seul une activité physique après un accident cardiovasculaire : c'est trop dur et effrayant», constate le Dr Philippe Duc, cardiologue de la plateforme de réadaptation cardiaque de l'hôpital Saint-Joseph à Paris. Reprendre le sport est en effet plus facile à dire qu'à faire. D'autant qu'il ne faut pas s'y prendre n'importe comment ni n'importe quand. «Il ne faut pas reprendre trop précocement, il y a un risque de décompenser, c'est-à-dire de faire un autre accident», indique le Dr Uzan. «A minima, il faut faire un test d'effort, qui fait partie du programme de réadaptation cardiaque. Cela permet de savoir à quel niveau on peut reprendre le sport et jusqu'à quelle fréquence cardiaque on peut pousser son cœur sans danger.»

Dépasser la peur

Suivre un programme de réadaptation cardiaque est une aide précieuse pour reprendre l'activité physique dans de bonnes conditions. Ce programme personnalisé, encadré par un cardiologue, est très franchement bénéfique : il diminuerait de près de 25% les risques de récidives, selon le Dr Uzan. Pourtant, «seuls 30% des patients suivent des programmes de ce type après un premier accident cardiovasculaire», déplore le Dr Philippe Duc. «Ils sont généralement effrayés à l'idée que cela recommence, donc ils n'osent plus faire de sport.»

En revanche, «parmi ceux qui entrent dans un programme de réadaptation cardiaque, plus de la moitié continueront d'avoir une activité physique» poursuit le cardiologue. Intégralement remboursée par la sécurité sociale aux personnes ayant fait un premier accident cardiovasculaire, la réadaptation cardiaque peut être effectuée en ambulatoire, c'est-à-dire durant la journée à raison de 3 à 5 séances par semaine pendant un ou deux mois ; Le programme peut aussi être suivi lors d'une hospitalisation pendant 2 à 3 semaines.

Les séances sont structurées autour de l'activité physique, surtout du tapis de course, du rameur, du vélo et de la gymnastique. En parallèle, des cardiologues et des diététiciens dispensent des conseils sur l'alimentation et la gestion de l'effort physique. Une fois le programme terminé, le patient est libre de voler de ses propres ailes. «Il n'y a pas de limite à l'activité physique : le patient sait ce qu'il peut faire et peut donc rejoindre n'importe quel club ou salle de sport», indique le Dr Duc.

Une fois le programme terminé, tout type d'activité physique est fortement encouragé afin de limiter la sédentarité. En particulier, «on préconise généralement à un malade cardiaque de pratiquer un sport d'endurance d'intensité faible à modérée 20 à 30 minutes par jour une à trois fois par semaine», indique la fédération Française de cardiologie. Ces activités peuvent également être pratiquées par les personnes porteuses d'un pacemaker.

La natation et le vélo sont par exemple d'excellentes options pour faire travailler son cœur en douceur, tout en évitant les chocs pour les articulations en cas de surcharge pondérale. Autre option : la marche, qui permet de conjuguer activité physique et promenades familiales.

Vocabulaire

cardiovasculaire	[kardjovaskylɛr] *adj.* 心血管的
reprise	[r(ə)priz] *n.f.* 恢复；重新开始
crucial, e	[krysjal] *adj.* 关键性的；至关重要的
se remettre à	重新开始做……
myocarde	[mjɔkard] *n.m.* 心肌
infartus du myocarde	心肌梗塞
s'en sortir	脱身
récurrence	[rekyrɑ̃s] *n.f.* 再发生，复现
artériel, le	[arterjɛl] *adj.* 动脉的
détailler	[detaje] *v.t.* 详细地说
cardiologue	[kardjɔlɔg] *n.* 心脏病科医生
prendre en main	负责
recommandation	[rəkɔmɑ̃dasjɔ̃] *n.f.* 劝告，建议
effrayant, e	[efrɛjɑ̃, ɑ̃:t] *adj.* 可怕的，吓人的
constater	[kɔ̃state] *v.t.* 看到，观察到
plate-forme	[platfɔrm] *n.f.* 平台
réadaptation	[readaptasjɔ̃] *n.f.* 再适应，重新适应
cardiaque	[kardjak] *adj.* 心脏的
s'y prendre	干，做
précocement	[prekɔsmɑ̃] *adv.* 早，过早地
décompenser	[dekɔ̃pɑ̃se] *vi.* (病) 代偿失调
à minima	最低，最少，课文中意思为首先
personnaliser	[pɛrsɔnalize] *v.t.* 使个性化
encadrer	[ɑ̃kadre] *v.t.* 管理
franchement	[frɑ̃ʃmɑ̃] *adv.* 确实，实在
bénéfique	[benefik] *adj.* 有益的
déplorer	[deplɔre] *v.t.* 可惜，惋惜，为……感到遗憾
effrayé, e	[efreje] *adj.* 受惊的，惊恐的
intégralement	[ɛ̃tegralmɑ̃] *adv.* 全部地，完整地，全面地
en ambulatoire	门诊

à raison de	*loc.prép.* 根据，按照
structurer	[stryktyre] *v.t.* 构成；组织
tapis de course	跑步机
rameur	[ramœr] *n.m.* 划船机
en parallèle	同时
dispenser	[dispɑ̃se] *v.t.* 给予
voler de ses propres ailes	独立
sédentarité	[sedɑ̃tarite] *n.f.* 经常坐着，经常在家不出门
préconiser	[prekɔnize] *v.t.* 提倡，主张；竭力推荐
endurance	[ɑ̃dyrɑ̃s] *n.f.* 耐力
fédération	[federasjɔ̃] *n.f.* 联合会，协会
cardiologie	[kardjɔlɔʒi] *n.f.* 心脏病学
porteur, se	[pɔrtœ:r, ø:z] *n.* 持某物者，携带者
pacemaker	[pɛsmɛkœ :r] *n.m.* 心脏起搏器
articulation	[artikylasjɔ̃] *n.f.* 关节
surcharge	[syrʃarʒ] *n.f.* 超重
pondéral, ale	[pɔ̃deral] *adj.* 重量的
conjuguer	[kɔ̃ʒyge] *v.t.* 结合，联合

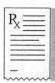

Unité 4
Douleur au pouce : et si c'était de l'arthrose ?

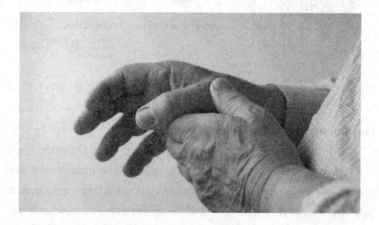

INFOGRAPHIE-Souvent prise à tort pour une tendinite ou de l'arthrite, la rhizarthrose peut devenir très invalidante si elle n'est pas prise en charge à temps.

Dévisser un couvercle, déboutonner sa veste, essorer un linge... Quand ces gestes répétés engendrent une douleur, il s'agit probablement d'une rhizarthrose. Du grec rhiza, «la racine», cette arthrose localisée à la base du pouce correspond à la destruction progressive du cartilage de l'articulation entre le trapèze, l'un des huit os constituant le poignet, et le premier métacarpe. Liée à l'usure du temps, aux gestes répétitifs mais aussi d'origine héréditaire et hormonale, elle touche surtout les femmes après la ménopause. Comment la reconnaître et la soigner ? Le Figaro a interrogé des spécialistes.

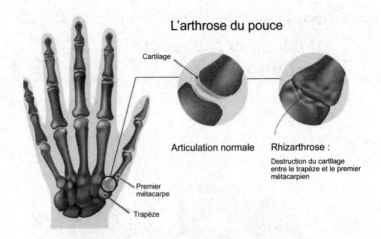

L'arthrose du pouce

Cartilage

Articulation normale

Rhizarthrose :
Destruction du cartIlage entre le trapèze et le premier métacarpien

Premier métacarpe

Trapèze

La douleur, premier signe de la maladie

Parfois pris à tort pour une tendinite, le diagnostic de la rhizarthrose est pourtant aisé, grâce à un examen clinique confirmé par une radiographie. «Il faut toutefois faire attention au diagnostic hâtif», prévient le Dr Adriano Toffoli, chirurgien orthopédique à la clinique St-Jean à Montpellier. «Un patient peut avoir une arthrose visible à l'image mais il peut ne jamais avoir de douleur».

Pourtant, la douleur marque généralement le début de la maladie. Modeste au départ, elle évolue souvent par poussées inflammatoires, puis devient chronique. Dans les formes les plus évoluées, l'articulation se raidit et se déforme, entraînant une perte de force de la pince pouce-index, ajoutant un niveau de gêne supplémentaire. Le préjudice esthétique est également source d'inquiétude pour le malade, surtout quand d'autres articulations de la main sont touchées.

«Même si la rhizarthrose est souvent isolée, elle peut s'associer à de l'arthrose touchant d'autres articulations des mains, principalement au niveau des phalanges» rappelle le Pr Jérémie Sellam, rhumatologue à l'Hôpital St-Antoine à Paris. Avec 3 à 10%

des personnes de plus de 55 ans touchées, la main est l'organe le plus affecté par l'arthrose, après le genou.

Quels traitements?

S'il n'est pour l'instant pas possible de régénérer le cartilage détruit, les symptômes peuvent être soulagés. Le traitement passe d'abord par le port nocturne d'une attelle de la base du pouce, associé à l'utilisation d'antalgiques en pommade ou par voie orale. L'apprentissage d'exercices d'auto-rééducation et l'emploi d'objets adaptés, comme un ouvre-bouteille ou un couteau à pain ergonomiques, sont également primordiaux pour entretenir la force ainsi que la mobilité du pouce.

Les infiltrations de corticoïdes sont aussi fréquemment utilisées pour soulager les patients lors des poussées inflammatoires. «Ces dernières ont récemment été remises en cause par la Ligue européenne de rhumatologie (EULAR), faute de preuve d'efficacité, souligne toutefois le Pr Sellam. Mais en pratique, beaucoup de rhumatologues continuent d'en faire». En revanche, l'injection de plasma riche en plaquettes (PRP) ou la viscosupplémentation (injection d'acide hyaluronique pour «huiler» l'articulation) n'ont pas leur place dans la prise en charge.

Une nouvelle piste thérapeutique est en cours de recherche à l'hôpital Cochin à Paris. «Nous étudions les effets de l'injection articulaire de toxine botulique, une protéine à l'action antalgique plus durable que les corticoïdes, qui pourrait représenter une option thérapeutique intéressante pour lutter contre la douleur liée à la rhizarthrose» explique le Dr Christelle Nguyen, médecin rééducateur qui pilote cette étude. Pour l'instant, 40 patients ont été inclus dans cette étude dont les résultats sont attendus pour la fin 2021.

La chirurgie en dernier recours

Lorsque la rhizarthrose devient trop invalidante, la chirurgie reste le dernier recours. Deux types d'opérations chirurgicales peuvent alors être proposés : la trapézectomie, qui repose sur le retrait de l'os trapèze afin de supprimer la zone de contrainte articulaire, et la pose d'une prothèse trapézo-métacarpienne, l'équivalent miniature de la prothèse de hanche. «Cette dernière a l'avantage de recréer une articulation, d'obtenir une récupération rapide et un gain de force supplémentaire, détaille le Dr Toffoli. Quelle que soit l'intervention choisie, le taux de satisfaction des patients est supérieur à 90%.»

Ils doivent toutefois savoir que, dans le cas d'une prothèse, l'usure ou le descellement des pièces peut parfois imposer un changement du matériel dans les 15 à 20 ans après la première opération. D'où le fait que cette intervention soit rarement proposée aux personnes jeunes exerçant un travail de force. «On préférera dans ces rares cas une arthrodèse, c'est-à-dire un blocage de l'articulation à l'aide de vis, permettant de recouvrer la force de la pince mais pas sa mobilité», précise encore le chirurgien.

En définitive, dès qu'une douleur devient persistante, mieux vaut éviter de se tourner les pouces trop longtemps avant d'aller consulter un spécialiste ! Car la mise en route rapide d'un traitement médical adapté limitera l'aggravation et rendra possible la poursuite des activités quotidiennes.

Vocabulaire

pouce	[pus] *n.m.*	拇指
arthrose	[artroz] *n.f.*	（非炎症性）关节病
à tort	*loc.adv.*	错误地
tendinite	[tɑ̃dinit] *n.f.*	肌腱炎
arthrite	[artrit] *n.f.*	关节炎
rhizarthrose	[rizartroz] *n.f.*	根部关节病

invalidant, e	[ɛ̃validɑ̃, ɑ̃:t] *adj.* 无用的，瘫痪的	
dévisser	[devise] *v.t.* 拧下，旋下	
couvercle	[kuvɛrkl] *n.m.* 盖子	
déboutonner	[debutɔne] *v.t.* 解开纽扣	
essorer	[esɔre] *v.t.* 弄干	
engendrer	[ɑ̃ʒɑ̃dre] *v.t.* 造成，引起	
localiser	[lɔkalize] *v.t.* 确定……的位置	
cartilage	[kartilaʒ] *n.m.* 软骨	
trapèze	[trapɛz] *n.m.* 大多角骨	
os	[ɔs] *n.m.* 骨，骨头	
métacarpe	[metakarp] *n.m.* 掌骨	
usure	[yzyr] *n.f.* 用坏，磨损	
héréditaire	[ereditɛr] *adj.* 遗传的	
hormonal, ale	[ɔrmɔnal] *adj.* 激素的，荷尔蒙的	
ménopause	[menɔpoz] *n.f.* 更年期	
métacarpien	[metakarpjɛ̃] *n.m.* 掌骨	
aisé, e	[eze] *adj.* 容易的	
radiographie	[radjɔgrafi] *n.f.* X 光片	
hâtif, ve	[ɑtif, i:v] *adj.* 匆忙的，仓促的	
orthopédique	[ɔrtɔpedik] *adj.* 骨科的	
visible	[vizibl] *adj.* 可见的，看得见的	
modeste	[mɔdɛst] *adj.* 微小的	
poussée	[puse] *n.f.* 发作	
inflammatoire	[ɛ̃flamatwar] *adj.* 炎症的	
chronique	[krɔnik] *adj.* 慢性的	
évolué, e	[evɔlчe] *adj.* 进化的	
se raidir	[sərɛdir] *v.pr.* 变僵硬	
se déformer	[sədeforme] *v.pr.* 变形	
pince	[pɛ̃s] *n.f.* 钳子	
pouce-index	[pusɛ̃dɛks] 拇指食指	
préjudice	[preʒydis] *n.m.* 损害	

esthétique	[ɛstetik] *adj.* 审美的，美的
isolé, e	[izɔle] *adj.* 孤立的
s'associer à	结合，组合
phalange	[falɑ̃ʒ] *n.f.* 指骨，趾骨
rhumatologue	[rymatɔlɔg] *n.m.* 风湿病专家
régénérer	[reʒenere] *v.t.* 使再生
nocturne	[nɔktyrn] *adj.* 夜间的
attelle	[atɛl] *n.f.* 夹板
antalgique	[ɑ̃talʒik] *adj. et n.m.* 镇痛的 / 止痛药
auto-rééducation	[otoreedykasjɔ̃] *n.f.* 自我机能训练
ouvre-bouteille	[uvrəbutɛj] *n.m.* 开瓶器
ergonomique	[ɛrgɔnɔmik] *adj.* 人机工程学的
primordial	[primɔrdjal] *adj.* 首要的
mobilité	[mɔbilite] *n.f.* 活动性
infiltration	[ɛ̃filtrasjɔ̃] *n.f.* 浸润
corticoïde	[kɔrtikɔid] *n.m.* 皮质激素
remettre en cause	重新提出讨论，置疑
ligue	[lig] *n.f.* 协会，联合会
efficacité	[efikasite] *n.f.* 功效
plasma	[plasma] *n.m.* 血浆
plaquette	[plakɛt] *n.f.* 血小板
viscosupplémentation	[viskosyplemɑ̃tasjɔ̃] *n.f.* 粘弹性补充疗法
acide	[asid] *n.m.* 酸 *adj.* 酸的
hyaluronique	[jalyrɔnik] *adj.* 透明质酸的
huiler	[ɥile] *v.t.* 上润滑油
en cours de + 无冠词名词	……进行中的
articulaire	[artikylɛr] *adj.* 关节的
toxine	[tɔksin] *n.f.* 毒素
botulique	[bɔtylik] *adj.* 肉毒的
protéine	[prɔtein] *n.f.* 蛋白质
rééducateur, trice	[reedykatœr, tris] *n.* 康复训练师

piloter	[pilɔte] *v.t.* 指导	
trapézectomie	[trapezɛktɔmi] *n.f.* 大多角骨切除术	
retrait	[rətrɛ] *n.m.* 取出	
contrainte	[kɔ̃trɛ̃t] *n.f.* 束缚，限制	
prothèse	[prɔtɛz] *n.f.* 假体	
trapézo-métacarpienne	[trapezometakarpjɛn] *adj.* 大多角骨 - 掌骨的	
miniature	[minjatyr] *adj.* 极小的，微型的	
hanche	[ɑ̃ʃ] *n.f.* 胯骨，髋关节	
descellement	[desɛlmɑ̃] *n.m.* 拔出，拆除	
arthrodèse	[artrɔdɛːz] *n.f.* 关节固定术	
blocage	[blɔkaʒ] *n.m.* 紧固	
vis	[vis] *n.f.* 螺丝	
recouvrer	[rəkuvre] *v.t.* 恢复	
persistant, e	[pɛrsistɑ̃, ɑ̃ːt] *adj.* 持续的	
mise en route	起动	
aggravation	[agravasjɔ̃] *n.f.* 加重，恶化	

Notes

1. Du grec rhiza, «la racine», cette arthrose localisée à la base du pouce correspond à la destruction progressive du cartilage de l'articulation entre le trapèze, l'un des huit os constituant le poignet, et le premier métacarpe.

   rhiza 来自希腊语，"根"的意思，这种关节病位于拇指的底部，它会逐渐伤害位于大多角骨（构成手腕八块骨头中的一块骨头）和第一掌骨之间的关节软骨。

2. Dans les formes les plus évoluées, l'articulation se raidit et se déforme, entraînant une perte de force de la pince pouce-index, ajoutant un niveau de gêne supplémentaire.

   手指变化最大的病情，关节变得很僵硬而且变形，这样会使拇指和食指失去夹的力量，同时还会附加一定程度的不适。

3. «Même si la rhizarthrose est souvent isolée, elle peut s'associer à de l'arthrose touchant d'autres articulations des mains, principalement au niveau des phalanges» rappelle le Pr Jérémie Sellam, rhumatologue à l'Hôpital St-Antoine à Paris.

即使指根部关节病是孤立的，它有时候还是会与手的其他关节病有联系，主要是在指骨层面。热雷米·塞拉姆教授说，他是巴黎圣—安东尼医院的风湿病医生。

4. Le traitement passe d'abord par le port nocturne d'une attelle de la base du pouce, associé à l'utilisation d'antalgiques en pommade ou par voie orale.

治疗方法是晚上在拇指底部带一个夹板，同时配合使用镇痛的药膏或口服镇痛药。

5. L'apprentissage d'exercices d'auto-rééducation et l'emploi d'objets adaptés, comme un ouvre-bouteille ou un couteau à pain ergonomiques, sont également primordiaux pour entretenir la force ainsi que la mobilité du pouce.

学着做一些自我机能训练以及使用合适的东西，诸如开瓶器和功效高的面包刀，对于维持拇指的力量和活动是最重要的。

6. En revanche, l'injection de plasma riche en plaquettes (PRP) ou la viscosupplémentation (injection d'acide hyaluronique pour «huiler» l'articulation) n'ont pas leur place dans la prise en charge.

相反，注射富含血小板的血浆或粘弹性补充疗法（注射透明质酸来润滑关节）在治疗当中还不太受重视。

7. Deux types d'opérations chirurgicales peuvent alors être proposés : la trapézectomie, qui repose sur le retrait de l'os trapèze afin de supprimer la zone de contrainte articulaire, et la pose d'une prothèse trapézo-métacarpienne, l'équivalent miniature de la prothèse de hanche.

建议做两种外科手术。一种是大多角骨切除术，这种手术在于取出大多角骨以便消除关节障碍；另外一种是安装大多角骨—掌骨假体，这种假体相当于微型的髋关节假体。

8. D'où le fait que cette intervention soit rarement proposée aux personnes jeunes exerçant un travail de force.

因此很少推荐从事体力劳动的年轻人安装假体。

9. «On préférera dans ces rares cas une arthrodèse, c'est-à-dire un blocage de l'articulation à l'aide de vis, permettant de recouvrer la force de la pince mais pas sa mobilité», précise encore le chirurgien.

"遇到这种极个别情况，我们宁愿做关节固定。就是用螺丝来固定关节，这样能恢复夹的力量而不是它的活动性"，外科医生明确指出。

Grammaire

I. 形容词的比较级和最高级

1. 形容词的比较级

构成: plus +adj. + que

       aussi+adj. + que

       moins+adj. + que

Ex: Éric est plus rapide que Luc et Jean.

    Jean est aussi rapide que Luc.

    Marc et moins rapide que ses amis.

    Anne est plus grande que Nicole.

    Il est moins attentif que son frère.

    Cette robe est aussi chère que ce pantalon.

que 后面的成分可以是名词、形容词、副词、代词，也可以省略。

Ex: Les Chinois sont plus nombreux que les Français.

    Charlotte est plus intelligente que moi.

    Ce livre est aussi intéressant qu'instructif.

    Il fait plus chaud à Nanjing qu'à Shanghai.

    Éric et Jean sont rapides mais Éric est plus rapide.

plus...que, moins...que 后若加句子，则从句需要用赘词 ne

Ex: Votre appartement est plus grand que je ne le pensais.

    Ils sont arrivés plus tôt que je ne le pensais.

aussi...que 后加句子，不用加赘词

Ex: Ton appartement est aussi grand que je le pensais.

表示强调时比较级前可以加副词 encore/beaucoup/bien 或 aussi

Ex: Ce problème est bien plus difficile que l'autre.

Benoît est tout aussi patient que Laurent.

Ma sœur est plus jeune que moi de 2 ans.

Son ami est plus grand qu'elle d'une tête.

2. 形容词最高级

构成：le/la/les +plus +a/+moins+a

Ex: Charlotte est la plus grande de toute la classe.

Jean est le plus sympathique de tous.

最高级里的定冠词可以用主有形容词代替

Ex: Quel a été votre plus long séjour à l'étranger ?

Paul est mon plus vieil ami.

最高级的范围用 de 来表示

Ex: Paris est la plus belle ville de France.

形容词在名词后要重复定冠词

Ex: Quelle est selon vous la drogue la plus dangereuse ?

Quel est pour vous le bruit le plus désagréable?

un/une des plus + adj. 表示 "最……之一"

Ex: La France est un des plus grands pays d'Europe.

Shanghai est un des ports les plus importants de Chine.

Dupont est un de mes plus vieux amis.

3. 特殊形容词的比较级和最高级

bon	meilleur	le meilleur
bonne	meilleure	la meilleure
bons	meilleurs	les meilleurs
bonnes	meilleures	les meilleures

同级比较用 aussi bon/bonne/bons/bonnes

较低级比较用 moins bon/bonne/bons/bonnes

Ex: Il est meilleur que moi en anglais.

Mais il est moins bon que moi en espagnol.

Les croissants sont meilleurs que ce que j'ai acheté hier.

C'est le meilleur élève de la classe d'anglais.

Juliette est la meilleure musicienne des 3.

有时候为了表示强调前面可以加一个 bien

Ex: Il est bien meilleur que moi en anglais.

| mauvais | pire | le pire |
| | plus mauvais | le plus mauvais |

pire 和 plus mauvais 可以互换，但 pire 语气更强

Ex: Mon accent en anglais est pire que le tien.

Votre devoir est plus mauvais que le précédent.

La situation est pire que l'an dernier.

Mon accident de voiture a été le pire moment de mon existence.

Quel est, à votre avis, le pire événement de l'année?

petit	moindre	le moindre
	plus petit	le plus petit
petite	moindre	la moindre
	plus petite	la plus petite

moindre 用于抽象意义，plus petit 用于具体意义

Ex: Ma chambre est plus petite que sa chambre.

Il n'y a pas le moindre doute.

II. 关系代词 dont

dont 代替由 de 引导的补语

1. 代替名词补语

Ex: Tu devrais lire ce roman dont l'auteur a reçu le prix Nobel.

(dont=de ce roman)

2. 代替动词补语

Ex: J'aimerais bien suivre le cours de ce professeur dont vous m'aviez beaucoup parlé.(parler de ...)

Mes parents m'ont offert un ordinateur, celui dont j'avais envie depuis longtemps.(avoir envie de...)

3. 代替形容词的补语

Ex: Je viens d'acheter un portable dont je suis très satisfait.(être satisfait de...)

注意： 下面两种情况要用 de qui 或 duquel, de laquelle， 而不能用 dont , 指人用 de qui, 指物用 duquel, de laquelle

(1) 在一些介词短语后面，如 à côté de, près de, à cause de, au-dessus de , au milieu de , au cours de 等

Ex: Dans leur salon, il y a un canapé près duquel ils ont mis un lampadaire.

Les jeunes à côté de qui j'étais assis pendant le spectacle n'ont pas cessé de parler.

(2) 当关系代词是一个名词的补语，而且这个名词前还有介词，这时候也不能用 dont, 只能用 de qui 或 duquel, de laquelle

Ex: Le professeur sous la direction de qui Céline prépare sa thèse est très exigeant.

III. 简单将来时

1. 动词变位

大多数动词的简单将来时是由动词原形加下面的结尾: -ai, -as, -a, -ons, -ez, -ont

第一组动词和第二组动词的简单将来时: 动词原形 +-ai, -as, -a, -ons, -ez, -ont

Ex: parler je parlerai...

choisir je choisirai

第三组动词的简单将来时

Aller	J'irai	Faire	Je ferai
Partir	Je partirai	Être	Je serai
Sortir	Je sortirai	Avoir	J'aurai
Venir	Je viendrai	Savoir	Je saurai
Tenir	Je tiendrai	Pouvoir	Je pourrai
Mourir	Je mourrai	Voir	Je verrai
Courir	Je courrai	Devoir	Je devrai
Mettre	Je mettrai	Recevoir	Je recevrai
Prendre	Je prendrai	Valoir	Je vaudrai
Boire	Je boirai	Falloir	Il faudra
Écrire	J'écrirai	Pleuvoir	Il pleuvra

2. 用法

(1) 简单将来时表示很远的将来或较近的将来发生的事情。

Ex: J'espère qu'il fera beau demain.

(2) 简单将来时还可以代替命令式来缓和命令的语气

Ex: Vous me donnerez un kilo de tomates. (=Donnez-moi...)

(3) être 和 avoir 的简单将来时可以表达"猜想""大概"的意思

Ex: On sonne. Ce sera encore mon fils.

Exercices

I. Questions sur le texte

1. La rhizarthrose est souvent prise à tort pour quelle maladie ?

2. Quelles sont les causes de la rhizarthrose ?

3. La rhizarthrose touche surtout quel type de personne et à quel moment de leur vie ?

4. Quel est le premier signe de la maladie ?

5. Les traitements de la rhizarthrose consistent en quoi ? Permettent-ils véritablement de guérir ou simplement de soulager le patient ?

6. Quel traitement est remis en cause par la Ligue européenne de rhumatologie ?

7. Quelle est la nouvelle piste thérapeutique en matière de traitement de la rhizarthrose ?

8. En quoi consiste le dernier recours lorsque la rhizarthrose devient trop invalidante ?

9. Il existe deux types d'opérations chirurgicales, lesquels ? Les patients sont-ils plutôt satisfaits ?

10. Pourquoi la prothèse est rarement proposée aux personnes jeunes exerçant un travail de force ?

11. Dans ce cas précis, quelle alternative à la prothèse est proposée par le chirurgien ?

Lecture

Mal de dos nocturne, raideur matinale...
Et si c'était une spondyloarthrite ?

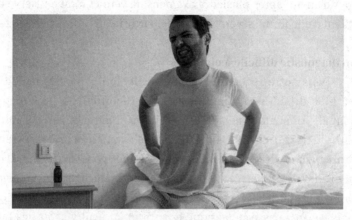

NOS CONSEILS SANTÉ-Cette maladie inflammatoire chronique s'attaque aux articulations de la colonne vertébrale. Elle est souvent prise à tort pour une lombalgie banale.

Un mal de dos n'est jamais à prendre à la légère, surtout s'il n'est pas seul. Sensation d'être «rouillé» durant de longues minutes, orteils qui ressemblent parfois à des «saucisses cocktail», douleurs dans les talons, yeux rouges, antécédents de psoriasis... Tous ces symptômes doivent automatiquement faire penser à une spondyloarthrite. Cette maladie inflammatoire chronique qui s'attaque aux articulations de la colonne vertébrale peut être maîtrisée à condition d'être repérée précocement.

Pourtant, les malades attendent souvent de longues années avant d'être diagnostiqués. Hervé, 63 ans, a eu plus de chance. À l'âge de 30 ans, alors qu'il revenait de son footing hebdomadaire, ce magicien professionnel a ressenti de vives douleurs dans le bas du dos. «C'était comme des coups de poignard lancinants. Mon médecin de l'époque m'a prescrit des anti-inflammatoires en m'assurant que ça allait passer. Mais les douleurs finissaient toujours par revenir, raconte-t-il. J'ai tout essayé, j'ai même été voir un guérisseur. J'étais désespéré par mon corps qui était celui d'un homme de 90 ans». Au bout d'un an, après plusieurs examens, le verdict tombe : Hervé est atteint d'une forme sévère de spondyloarthrite.

Un diagnostic difficile à établir

«Dans notre spécialité, c'est actuellement l'une des maladies les plus difficiles à diagnostiquer», reconnaît le Pr Philippe Goupille, rhumatologue au CHU de Tours. Contrairement à d'autres pathologies, il n'existe en effet pas d'examen médical miracle permettant de déceler en un coup d'œil une spondyloarthrite. Dans environ 80% des cas, la radiographie ne montre rien d'anormal. L'IRM permet parfois de voir des lésions dues à l'inflammation, mais ce n'est pas systématique et surtout «il peut y avoir des faux positifs», souligne le Pr Daniel Wendling, rhumatologue au CHRU de Besançon. En effet, l'inflammation peut être due à de l'arthrose, de l'activité physique, un accouchement... Pas idéal, donc.

Des tests biologiques peuvent aussi orienter le diagnostic. «On dose la protéine C réactive dans le sang, qui est un signe d'inflammation, mais elle n'est pas systématiquement plus élevée chez les malades», indique le Pr Wendling. Enfin, les médecins recherchent un marqueur appelé HLA B27. «Sa présence à la surface de certaines cellules du système immunitaire est associée à la spondyloarthrite», explique le spécialiste. On estime que 80% des malades possèdent ce marqueur. Mais d'un autre côté, 7 à 8% de la population l'ont aussi, sans être malades pour autant. «Ce n'est ni nécessaire, ni suffisant pour le diagnostic», insiste le médecin. «Certains patients ont une radio et une prise de sang normale, ce qui dissuade leur médecin traitant de les adresser à un rhumatologue. Ils repartent pour plusieurs années d'errance thérapeutique», déplore le Pr Goupille.

10 questions incontournables

Au final, le diagnostic de spondyloarthrite repose avant tout sur l'interrogatoire. «Parfois, on voit des patients qui souffrent depuis dix ans. En deux questions, on peut pratiquement poser le diagnostic», affirme Philippe Goupille. Il y a quelques années, ce dernier a proposé une liste de 10 questions pour aider les médecins généralistes à orienter leur diagnostic. «Il faut trouver le juste milieu entre ne pas passer à côté du diagnostic d'un côté, et ne pas diagnostiquer en excès de l'autre», souligne Philippe Goupille.

Comment faire un diagnostic de SA en 10 questions chez un patient lombalgique ?

- Êtes-vous réveillé par vos douleurs fessières et/ou lombaires ?
- Êtes-vous « rouillé » le matin ?
- Avez-vous été amélioré par les AINS ?
- Avez-vous des douleurs « dans la poitrine » ?
- Avez-vous eu un orteil ressemblant à une « saucisse-apéritif » ?
- Avez-vous mal dans les talons ?
- Avez-vous eu des épisodes d'œil rouge ?
- Avez-vous (ou avez-vous eu) du psoriasis ?
- Combien de selles avez-vous par jour ?
- Existe-t-il dans la famille :
  - Des maladies rhumatologiques (dos, articulations)
  - Du psoriasis

«La spondyloarthrite se manifeste aussi par de longues phases de dérouillage matinal» Dr Philippe Goupille, rhumatologue au CHU de Tours.

«Ce qui doit systématiquement faire évoquer la spondyloarthrite, c'est un mal de dos qui s'améliore quand on bouge et qui peut réveiller la personne pendant son sommeil, souligne le Pr Goupille. Au contraire, les lombalgies «classiques» se calment au repos et se réveillent avec le mouvement. «La spondyloarthrite se manifeste aussi par de longues phases de dérouillage matinal qui durent généralement 30 à 45 minutes», poursuit le rhumatologue. Les bras, les coudes ou encore les talons peuvent aussi être touchés. Autre signe à prendre en compte : la maladie se déclare généralement entre 20 et 30 ans.

Des traitements efficaces sur les symptômes

Il n'existe pas de traitement curatif de la maladie. En revanche, il est possible de l'empêcher d'évoluer et de retrouver une bonne qualité de vie. Il existe deux sortes de médicaments : les anti-inflammatoires non stéroïdiens et les biothérapies. «Les biothérapies, comme les anti-TNF, ne sont pas anodines. Elles sont très coûteuses (entre 7000 et 9000 euros par an, NDLR), comportent un certain nombre d'effets indésirables, un risque infectieux notamment, et surtout, on ne peut pas les arrêter comme ça car les symptômes peuvent revenir au galop», explique le Pr Goupille.

D'après les recommandations internationales, au moins deux anti-inflammatoires doivent être essayés avant de passer à une éventuelle biothérapie. Mais selon le médecin, il faut insister davantage avec les anti-inflammatoires, même si en prendre tous les jours augmente le risque cardiovasculaire. «Il faut en essayer 3, 4, ou plus, jusqu'à en trouver un qui sera bien toléré et efficace sur la douleur, puis on diminue les doses progressivement, explique-t-il. Au bout d'un certain temps, il est possible de n'en prendre qu'au coup par coup, uniquement lorsque les douleurs reviennent.»

Pour Hervé, les anti-inflammatoires n'ont rien donné. «Je les ai tous essayés pendant 5 ans. Et puis en 2010, je suis tombé par hasard sur un article qui parlait des biothérapies. Je l'ai avalé tout rond et j'ai immédiatement pris rendez-vous à l'hôpital. J'ai dû passer un certain nombre d'examens avant d'avoir le feu vert des médecins, raconte-t-il. Dès la deuxième injection, j'ai cessé de souffrir, c'était miraculeux. Je me suis racheté des chaussures de sport et j'ai recommencé à refaire du sport. Aujourd'hui, j'ai une vie normale, même si mon aspect physique est marqué par la maladie : mes vertèbres sont en partie soudées. Mais j'ai appris à l'accepter.»

Vocabulaire

raideur	[rɛdœr] *n.f.* 僵直
spondyloarthrite	[spɔ̃diloartrit] *n.f.* 脊柱关节炎
s'attaquer	[satake] *v.pr.* 损坏
colonne vertébrale	脊柱
lombalgie	[lɔ̃balʒi] *n.f.* 腰疼
à la légère	*loc.adv.* 轻率地
sensation	[sɑ̃sasjɔ̃] *n.f.* 感觉
rouiller	[ruje] *vt.* 使生锈；使迟钝
orteil	[ɔrtɛj] *n.m.* 脚趾
saucisses cocktail	*loc.nom.* 小香肠
antécédent	[ɑ̃tesedɑ̃] *n.m.* 先例；［医］既往史，过去病史
psoriasis	[psɔrjazis] *n.m.* 牛皮癣
repérer	[rəpere] *v.t.* 发现
diagnostique	[djagnɔstik] *v.t.* 诊断
footing	[futiŋ] *n.m.* 慢跑
magicien, ne	[maʒisjɛ̃, ɛn] *n.* 魔术师
poignard	[pwaɲar] *n.m.* 匕首
lancinant, e	[lɑ̃sinɑ̃, ɑ̃:t] *adj.* 刺痛的
anti-inflammatoire	[ɑ̃tiɛ̃flamatwar] *adj. n.m.* 消炎的，消炎药
guérisseur	[gerisœr] *n.m.* 没有正式资格的行医者
verdict	[vɛrdikt] *n.m.* 判决；结论
établir	[etablir] *v.t.* 制定
pathologie	[patɔlɔʒi] *n.f.* 病理学
déceler	[desle] *v.t.* 发觉
anormal, ale	[anɔrmal] *adj.* 异常的，反常的
inflammation	[ɛ̃flamasjɔ̃] *n.f.* 炎症
systématique	[sistematik] *adj.* 一贯的，经常的
faux	[fo] *n.m.* 错误
accouchement	[akuʃmɑ̃] *n.m.* 分娩，生小孩

biologique	[bjɔlɔʒik] *adj.*	生物学的
doser	[doze] *v.t.*	确定分量
réactif, ve	[reaktif, i:v] *adj.*	反作用的，反应的
systématiquement	[sistematikmɑ̃] *adv.*	不变地，总是
marqueur	[markœr] *n.m.*	标记
immunitaire	[imynitɛr] *adj.*	免疫的
associé, e	[asɔsje] *adj.*	组合的，结合的
dissuader	[disЧade] *v.t.*	使打消……的念头，使放弃
médecin traitant		家庭医生
adresser	[adrɛse] *v.t.*	指引，指点
errance	[ɛrɑ̃s] *n.f.*	流浪，游荡
incontournable	[ɛ̃kɔ̃turnabl] *adj.*	不得不考虑的，无法回避的
au final	*loc.adv.*	最后
reposer sur		基于
interrogatoire	[ɛ̃tɛrɔgatwar] *n.m.*	问诊
pratiquement	[pratikmɑ̃] *adv.*	实际上
poser	[poze] *v.t.*	确定
excès	[ɛksɛ] *n.m.*	过分，过度
lombalgique	[lɔ̃balʒik] *adj.*	腰疼的
fessier, ère	[fɛsje, ɛ:r] *adj.*	臀部的
lombaire	[lɔ̃bɛr] *adj.*	腰部的
AINS	anti-inflammatoire non stéroïdien 的缩写，非甾体抗炎药	
selle	[sɛl] *n.f. pl.*	大便
rhumatologique	[rymatɔlɔʒik] *adj.*	风湿病的
dérouillage	[deruja:ʒ] *n.m.*	除锈
évoquer	[evɔke] *v.t.*	令人想起
coude	[kud] *n.m.*	肘
prendre qqch en compte		把某事考虑在内
se déclarer	[sədeklare] *v.pr.*	发作
curatif, ve	[kyratif, i:v] *adj.*	治疗的；有疗效的

stéroïdien, ne   [sterɔidjɛ̃, ɛn] *adj.* 类固醇的

biothérapie   [bjoterapi] *n.f.* 生物制剂疗法

anti-TNF   抗肿瘤坏死因子

anodin, e   [anɔdɛ̃, in] *adj.* 无害的；微不足道的

NDLR   note de la rédaction 编者案

infectieux, se   [ɛ̃fɛksjø, ø:z] *adj.* 传染性的，感染的

au galop   *loc.adv.* 极快地，飞速地

éventuel, le   [evɑ̃tɥɛl] *adj.* 可能的，万一的

au coup par coup   *loc.adv.* 根据情况

avaler qqch tout rond   囫囵吞枣

injection   [ɛ̃ʒɛksjɔ̃] *n.f.* 注射

miraculeux, se   [mirakylø, ø:z] *adj.* 奇迹般的，神奇的

vertèbre   [vɛrtɛbr] *n.f.* 脊椎

souder   [sude] *v.t.* 粘连

Unité 5
Stents ou pontage ? «Le choix doit se faire au cas par cas»

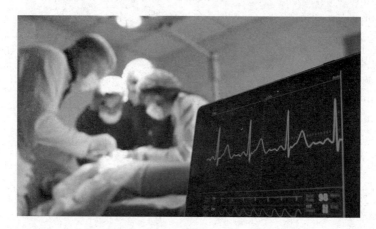

Trois questions au Dr Arnaud Sudre, chef d'unité de cardiologie interventionnelle au CHU de Lille.

LE FIGARO.-Sur quels critères se base le cardiologue pour choisir un pontage plutôt qu'une pose de stent ?

Dr Arnaud Sudre. -Au total, chaque année en France, de 100.000 à 150.000 malades du cœur bénéficient d'une angioplastie associée à la pose de stents-des petites armatures métalliques maintenant l'artère ouverte-ou bien d'un pontage coronaire, c'est-à-dire une dérivation du flux sanguin. La première intervention, avec les stents, est dix fois plus fréquente. Elle s'adresse surtout à des gens âgés : en effet, les risques d'un pontage coronaire, qui se pratique à cœur ouvert, sont plus importants que ceux des stents posés par voie sous-cutanée et sous anesthésie locale.

Mais, au-delà de l'âge, la décision se fait au cas par cas : s'il n'y a pas de limite d'âge pour les stents, il existe une limite «physiologique». On peut intervenir sur un malade qui a dépassé 90 ans, mais reste très actif, et parfois, on ne le peut pas sur une personne moins âgée, mais affaiblie.

In fine, ce qui va orienter vers l'une et l'autre intervention, ce sont des critères anatomiques, au vu de l'état des artères coronaires, de la localisation des lésions, etc. Si le nombre de lésions est élevé, que le réseau coronaire est très calcifié, qu'il existe un diabète, on s'oriente plus volontiers vers le pontage-sauf si la personne est très âgée.

Ces deux interventions ont-elles la même finalité ?

Plus ou moins. Il s'agit de rétablir un flux sanguin normal dans un cœur mal irrigué par suite d'un ou de plusieurs rétrécissements des coronaires-ce qu'on appelle des sténoses. Mais quand on pose un stent dans une artère, on la répare. Tandis qu'avec un pontage, on contourne le rétrécissement par un pont, on dévie la circulation mais on ne répare pas : on va de préférence connecter à la coronaire une artère mammaire préalablement sectionnée, ou bien utiliser un segment de veine prélevé dans la jambe.

Bien sûr, il faut que la coronaire ne soit pas abîmée partout pour que l'on puisse y raccorder des vaisseaux. Remarquons aussi que, sur ce point, la pose d'un stent a, elle aussi, ses limites : elle est impossible dans une artère trop calcifiée ou trop tortueuse sur une grande longueur. Il s'agit vraiment d'une prise en charge personnalisée.

Les techniques ont-elles beaucoup évolué ?

Absolument. Au point que la pose de stents, dont le taux de réussite est proche de 100%, peut maintenant se faire en ambulatoire lorsqu'elle n'est pas trop complexe. On sait, en effet, accéder aux coronaires par plusieurs voies. Notamment par l'artère radiale, au niveau du poignet, où l'on va introduire un petit cathéter pour amener une sonde jusqu'au cœur et jusqu'aux artères coronaires. On achemine ensuite un guide, le long duquel on fait d'abord glisser un ballonnet pour prédilater le rétrécissement, puis un stent pour soutenir l'artère. En France, l'immense majorité des stents sont actifs, c'est-à-dire enrobés d'un médicament empêchant la prolifération cellulaire et diminuant le risque d'un nouveau rétrécissement.

Quant au pontage, l'intervention se pratique à cœur ouvert et requiert l'ouverture du thorax, mais aussi le plus souvent la mise en place d'une circulation extracorporelle pour remplacer le cœur mis à l'arrêt afin de réaliser les pontages. Les risques sont alors liés à l'anesthésie générale, à l'intervention et à ses suites. Autre solution, moins lourde : on peut opérer à cœur battant, mais ce n'est possible que pour un seul, voire au maximum deux pontages.

Enfin, les risques dépendent pour beaucoup de l'âge, de l'état de santé global du malade, de son statut cardiaque. Le cardiologue interventionnel et le chirurgien vont donc anticiper et choisir ensemble pour chaque patient la meilleure option thérapeutique : régulièrement, stents et pontages sont associés dans une intervention hybride.

Vocabulaire

stent	[stɑ̃] *n.m.*	支架
pontage	[pɔ̃taʒ] *n.m.*	搭桥术
au cas par cas		逐一地，一个一个地
angioplastie	[ɑ̃ʒjoplasti] *n.f.*	血管成形术
armature	[armatyr] *n.f.*	骨架
métallique	[metalik] *adj.*	金属的
maintenir	[mɛ̃tnir] *v.t.*	支撑

coronaire	[kɔrɔnɛr] *adj.* 冠状的 *n.f.* 冠状动脉
dérivation	[derivasjɔ̃] *n.f.* 改道，分流
flux	[fly] *n.m.* 流出
sanguin, e	[sɑ̃gɛ̃, in] *adj.* 血液的
s'adresser	[sadrɛse] *v.pr.* 用于……
se pratiquer	[səpratike] *v.pr.* 使用
à cœur ouvert	*loc. adv.* 开胸
sous-cutané, e	[sukytane] *adj.* 皮下的
anesthésie	[anɛstezi] *n.f.* 麻醉
local, ale	[lɔkal] *adj.* 局部的
au-delà de	*loc.prép.* 超过
physiologique	[fizjɔlɔʒik] *adj.* 生理的
affaibli, e	[afɛbli] *adj.* 变弱的
in fine	[infine] *loc.adv.* 最后
anatomique	[anatɔmik] *adj.* 解剖的
au vu de	*loc. prép.* 鉴于
localisation	[lɔkalizasjɔ̃] *n.f.* 定位，确定地点
calcifier	[kalsifje] *v.t.* 钙化
diabète	[djabɛt] *n.m.* 糖尿病
s'orienter	[sɔrjɑ̃te] *v.pr.* 趋向，倾向
finalité	[finalite] *n.f.* 目的
irriguer	[irige] *v.t.* 供血
par suite de	*loc.prép.* 由于
rétrécissement	[retresismɑ̃] *n.m.* 狭窄
sténose	[stenoz] *n.f.* 狭窄
dévier	[devje] *v.t.* 使偏离，改道
mammaire	[mamɛr] *adj.* 乳房
préalablement	[prealabləmɑ̃] *adv.* 事先，预先
sectionner	[sɛksjɔne] *v.t.* 切开，切断
segment	[sɛgmɑ̃] *n.m.* 节，段
veine	[vɛn] *n.f.* 静脉

prélever	[prelve] *v.t.* 取出
abîmer	[abime] *v.t.* 损坏
raccorder	[rakɔrde] *v.t.* 接合，连接
tortueux, se	[tɔrtЧø, -øz] *adj.* 曲里拐弯的
prise en charge	*loc.nom.* 承担责任
au point que	到······程度
radial, ale	[radjal] *adj.* 桡骨的
poignet	[pwaɲɛ] *n.m.* 腕，手腕
sonde	[sɔ̃d] *n.f.* 探头；导管
acheminer	[aʃmine] *v.t.* 发送
guide	[gid] *n.m.* 导管
ballonnet	[balɔnɛ] *n.m.* 小气球
prédilater	[predilate] *v.t.* 提前张大
soutenir	[sutnir] *v.t.* 支撑
actif, ve	[aktif, -iv] *adj.* 活性的
enrober	[ɑ̃rɔbe] *v.t.* 包，裹
prolifération	[prɔliferasjɔ̃] *n.f.* 增生，增殖
requérir	[rəkerir] *v.t.* 需要
thorax	[tɔraks] *n.m.* 胸，胸廓
mise en place	安装，引入；准备
extracorporel, le	[ɛkstrakɔrpɔrɛl] *adj.* 体外的
à l'arrêt	*loc.adv.* 停止
suite	[sЧit] n.*f.* 后遗症
battant, e	[batɑ̃, ɑ̃:t] *adj.* 跳动的
statut	[staty] *n.m.* 位置
option	[ɔpsjɔ̃] *n.f.* 选择
hybride	[ibrid] *adj.* 混合的

Notes

1. Au total, chaque année en France, de 100.000 à 150.000 malades du cœur bénéficient d'une angioplastie associée à la pose de stents-des petites armatures métalliques maintenant l'artère ouverte-ou bien d'un pontage coronaire, c'est-à-dire une dérivation du flux sanguin.

   每年，法国有 100000 到 150000 心脏病人受益于支架血管成形术（支架就是能够支撑打开的动脉的金属骨架）或受益于冠状搭桥——搭桥就是血管流改道。

2. Mais, au-delà de l'âge, la décision se fait au cas par cas : s'il n'y a pas de limite d'âge pour les stents, il existe une limite «physiologique».

   但是，超过一定的年龄，放置支架要根据具体情况来决定。如果说放支架没有年龄限制，但在生理上存在一定的限制。

3. Plus ou moins. Il s'agit de rétablir un flux sanguin normal dans un cœur mal irrigué par suite d'un ou de plusieurs rétrécissements des coronaires-ce qu'on appelle des sténoses.

   多多少少。我们要做的是给供血不足的心脏重新恢复正常的血流。心脏供血不足是由于一个或几个冠状动脉狭窄引起的——就是人们所说的狭窄。

4. Tandis qu'avec un pontage, on contourne le rétrécissement par un pont, on dévie la circulation mais on ne répare pas : on va de préférence connecter à la coronaire une artère mammaire préalablement sectionnée, ou bien utiliser un segment de veine prélevé dans la jambe.

   当做搭桥手术的时候，我们用一个桥绕过了狭窄，我们改变了血流的方向但是我们不去修改它。我们更倾向于给冠状动脉连接一根预先切开的乳房动脉或者使用从大腿取出的一节静脉。

5. On achemine ensuite un guide, le long duquel on fait d'abord glisser un ballonnet pour prédilater le rétrécissement, puis un stent pour soutenir l'artère.

   然后我们伸进去一根导管，沿着导管我们先滑进去一个小球以便提前扩张狭窄，然后再放支架来支撑动脉。

6. En France, l'immense majorité des stents sont actifs, c'est-à-dire enrobés d'un médicament empêchant la prolifération cellulaire et diminuant le risque d'un nouveau rétrécissement.

在法国，大量的支架都是活性的，这就是说支架裹着药，这种药既可以防止细胞增生也可以减少发生新的狭窄。

7. Quant au pontage, l'intervention se pratique à cœur ouvert et requiert l'ouverture du thorax, mais aussi le plus souvent la mise en place d'une circulation extracorporelle pour remplacer le cœur mis à l'arrêt afin de réaliser les pontages.

至于搭桥，介入手术是在把心脏打开的情况下做的，需要把胸腔打开，更经常使用的办法是通过建立体外循环来代替已经停止的心脏最终达到搭桥的目的。

Grammaire

I. si 引导的条件状语从句

1. si 引导的条件状语从句用现在时，主句用将来时。表示对将来的假设，条件可以实现。

　　Ex: Si c'est vraiment important, vous pouvez prendre un taxi.

　　　　S'il fait beau demain, nous irons faire un pique-nique au parc.

2. si 引导的条件状语从句用未完成式过去时，主句用条件式现在时。

(1) 表示对将来的假设，条件实现的可能性很小。

　　Ex: S'il faisait beau demain, nous irions nous promener à la campagne.

(2) 表示对现在的假设，条件不能实现。

　　Ex: Si j'étais riche, j'achèterais une villa au bord de la mer

　　　　Si j'étais toi, je choisirais de vivre dans les grandes villes.

3. si 引导的条件状语从句用愈过去时，主句用条件式过去时。表示对过去的假设，条件没有实现。

　　Ex: Si tu étais venu plus tôt, tu n'aurais pas manqué le début du film.

　　　　Si tu avais suivi mes conseils, tu n'aurais pas fait cette erreur.

注意：

1. si 引导的条件状语从句也可以用未完成式过去时，主句用条件式过去时，表示相对于一个过去的动作，条件是持续的、不变的。

    Ex: Si je parlais français, dimanche dernier j'aurais pu aider ce touriste.

        (...mais je ne parle pas français.)

        Si vous aimiez la musique, nous vous aurions emmené au concert hier soir.

2. si ...et si , si...et que (langue soutenu) 当有两个 si 引导的条件状语从句，可以重复 si 或者用 que 代替 si，句子时态用虚拟式。

    Ex: S'il pleuvait encore et que l'avion ne puisse pas décoller, les passagers devraient passer la nuit à l'hôtel.

3. 在连词 si 后面永远不会用将来时或条件式。

II. 表示时间的状语从句

表示时间的状语从句，有的从句中用直陈式，有的从句用虚拟式。

1. 从句用直陈式

(1) quand, lorsque (主要用在书面语中)。quand, lorsque 可以表示同时性或先于主句的动作

    Ex: Quand je vois ce chat, je l'aime tout de suite. (simultanéité, dans le présent)

        Lorsque j'étais enfant, j'aimais beaucoup faire des châteaux de sable. (simultanéité, dans le passé)

(2) dès que, aussitôt que。dès que 和 aussitôt que 可以表示几乎同时发生的两个动作，也可以表示刚刚先于主句完成的动作

    Ex: Dès qu'il fait beau, les gens sortent de la maison. (simultanéité presque immédiate)

        Dès que je serai arrivé à Paris, je te téléphonerai. (antériorité immédiate)

        Louis voyage beaucoup ; aussitôt qu'il est arrivé à destination, il téléphone à sa femme. (antériorité immédiate)

(3) une fois que。une fois que 既可以表示同时性也可以表示先于主句的
动作

Ex: Une fois qu'il sera à la retraite, il pourra enfin voyager dans le
monde entier. (simultanéité)

(4) après que。après que 可以表示先于主句完成的动作

Ex: Nous donnerons un banquet en son honneur après que la
délégation sera arrivée.

(5) au moment où。au moment où 表示在一个确切时刻和主句同时发生
的动作

Ex: Le coursier est arrivé, juste au moment où j'allais partir.

(6) comme = au moment où 只用在过去的叙述当中

Ex: Le téléphone a sonné comme il était prêt à partir.

(7) pendant que。pendant que 强调延续

Ex: Se femme dort pendant qu'il fait du pain.

C'est ma mère qui garde mes enfants pendant que je travaille.

(8) alors que, tandis que (主要用于书面语)=pendant que

Ex: Il est arrivé alors que nous étions en train de prendre le petit-
déjeuner.

(9) depuis que。depuis que 表示一个延续的情况的出发点。从句动词可
以表示先于主句完成的动作或与主句动作同时发生

Ex: Depuis que je suis à la retraite, j'ai de moins en moins envie
de bouger.

Depuis qu'il a rencontré Julie, il est un homme heureux.

(10) à peine...que。à peine...que 表示主句动作先于从句动作完成，主句
动作和从句动作间隔很短，也可以表示主句动作和从句动作几乎是同
时发生

Ex: Le soir, il est à peine rentré que sa femme lui sert le dîner.

(11) chaque fois que, toutes les fois que 表示重复和习惯

Ex: Chaque fois qu'il retourne de l'étranger, il me rapporte des
cadeaux.

Léa dîne chez moi toutes les fois qu'elle vient à Lyon.

2. 从句用虚拟式

(1) avant que (ne)

Ex: Les passagers ne doivent pas quitter leur siège avant que l'avion (ne) s'arrête complètement.

(2) jusqu'à ce que

Ex: Vous m'attendez à la maison jusqu'à ce que je revienne !

(3) en attendant que

Ex: Les patients bavardaient dans la salle d'attente en attendant que le médecin les reçoive.

(4) le temps que

Ex: Attends-moi le temps que j'aille acheter un café au distributeur.

(=pendant le temps nécessaire pour que j'achète...)

注意:

1. 由 avant que, en attendant que, le temps que 引导的从句和主句的主语不同的情况下才使用这些时间状语从句，如果从句的主语和主句主语一致就只需要使用不定式就可以了。

2. 时间状语从句无论使用直陈式还是虚拟式，当有两个从句时不需要重复连词，而是用 que 来代替。

Ex: Je resterai ici jusqu'à ce que la guerre soit finie et que vous reveniez.

Exercices

I. Questions sur le texte

1. En France, chaque année, combien de malades du cœur bénéficient d'une angioplastie associée à la pose de stents ou d'un pontage coronaire ?

2. Entre les stents et le pontage, laquelle des deux interventions est la plus fréquente ?

3. La pose de stents s'adresse à quelle catégorie de gens ?

4. Au bout du compte (in fine), qu'est-ce qui est décisif dans le choix des stents ou du pontage ?

5. Quelle est la finalité de ces deux interventions ? Est-elle similaire ou observe-t-on une différence ?

6. Quels sont les mécanismes de la pose de stents et du pontage ?

7. Dans quel cas la pose d'un stent est-elle impossible ?

8. Quel est le taux de réussite de la pose de stents ?

9. Comment se déroule la pose de stents ?

10. Qu' appelle-t-on le « stent actif » ?

11. À quoi exactement sont liés les risques du pontage ?

12. Selon vous, qu'est-ce qu'une intervention hybrique ?

Lecture

**Essoufflement, prise de poids, œdèmes :
et si c'était une insuffisance cardiaque ?**

Sournoise car difficile à repérer, cette maladie frappe surtout les personnes âgées.

C'est une maladie chronique qui provoque chaque année en France près de 200.000 hospitalisations et 70.000 décès, soit 7 fois plus que l'infarctus du myocarde et 14 fois plus que les accidents de la route. D'après la Haute Autorité de santé, 2,3% de la population adulte et 1,8% de l'ensemble des Français souffrent d'insuffisance cardiaque. «Les chiffres sont sans doute plus importants, glisse le Dr Patrick Assyag, président de l'Association de cardiologie Ile-de-France, car non seulement la moyenne d'âge des patients est d'environ 80 ans et la population vieillit, mais bien des gens ignorent qu'ils sont concernés.»

Une sous-évaluation récemment confirmée par deux études du Groupe insuffisance cardiaque et cardiomyopathies (Gicc) de la Société française de cardiologie. La première, «Alerte cœur», a été réalisée en questionnant 5000 adultes de 18 ans et plus au printemps 2017. D'après ses résultats, pas moins de 3,6% de la population souffrirait d'insuffisance cardiaque.

Un enjeu de santé publique majeur

Mais cette étude pointe surtout une méconnaissance des symptômes de la maladie. Quand la douleur dans la poitrine est bien un signe d'alerte pour 72% des personnes interrogées, l'essoufflement à l'effort n'est mentionné que par 44% d'entre elles, la prise de poids subite et le gonflement des membres inférieurs par 6%, et la fatigue dans 22% des cas.

Cette étude montre aussi que, confrontés à l'un ou à l'ensemble de ces symptômes, désignés sous l'acronyme DPOF (essoufflement, poids, œdème, fatigue), 64,2% des sondés n'ont pas jugé utile d'aller consulter. Les résultats d'une seconde étude, baptisée «IC-PS2», menée auprès de 800 malades hospitalisés pour décompensation cardiaque au printemps 2018, vont dans le même sens.

Les personnes âgées en première ligne

Les complications de l'insuffisance cardiaque sont problématiques, comme, justement, la décompensation. En cas d'insuffisance, le cœur ne parvient plus à assurer correctement son rôle de pompe. Comme il n'alimente plus correctement l'organisme en sang, c'est-à-dire en oxygène et en nutriments, des mécanismes de compensation se mettent en place au niveau de l'organe : son rythme s'accélère, sa paroi s'épaissit, ses cavités se dilatent...

Mais en raison d'un certain nombre de facteurs-une infection, une poussée de tension, une prise de poids, etc.-, ces mécanismes ne suffisent plus à pallier la déficience. «Tous ces problèmes peuvent mettre sous pression l'oreillette, et au lieu de circuler normalement, le sang va remonter jusqu'aux poumons et les noyer, c'est-à-dire entraîner un œdème pulmonaire», commente le Dr Assyag. On parle alors de décompensation cardiaque gauche, par opposition à la décompensation droite, qui s'attaque au foie, ou globale (droite et gauche).

Au sortir de leur hospitalisation, seuls deux tiers des malades se savaient insuffisants cardiaques.

Dans tous les cas, il y a urgence, et c'est ainsi que les malades auprès desquels le Gicc a mené sa seconde enquête se sont retrouvés à l'hôpital. Or, si les symptômes avaient été notés peu avant chez 18% des sondés, ils étaient présents en moyenne chez 30% d'entre

eux depuis quatre mois et demi, sans qu'ils aient consulté. Pire.
Au sortir de leur hospitalisation, seuls deux tiers des malades se
savaient insuffisants cardiaques : 23% pensaient avoir un problème
d'insuffisance respiratoire, 2,6% d'insuffisance veineuse, et 6%
indiquaient ne pas connaître leur maladie !

Une maladie irréversible

C'est l'un des défis auxquels doit faire face la prise en charge
de cette maladie. Car si l'insuffisance cardiaque est une maladie
chronique-irréversible une fois installée - et qui ne peut que
s'aggraver, on dispose de médicaments permettant de ralentir sa
progression. Tout retard au diagnostic est donc dommageable pour
le malade.

En outre, comme le souligne le Dr Assyag, «la maladie est
d'autant plus grave que le patient est hospitalisé plusieurs fois, chaque
hospitalisation aggravant le pronostic». Le constat est alarmant.
D'autant que la maladie touche principalement des personnes âgées
dans un pays qui vieillit.

«En général, les patients restent hospitalisés huit à dix jours,
et lors de leur retour à domicile, il y a une véritable nécessité de
formaliser un parcours de soins coordonné entre le cardiologue,
le médecin généraliste, l'infirmière et la diététicienne, pour
éviter une nouvelle décompensation et permettre le maintien à
domicile améliorant ainsi la qualité de vie des patients insuffisants
cardiaques», poursuit le Dr Assyag.

Voilà pourquoi son association (Résicard) met en place un
programme d'éducation thérapeutique sous forme d'ateliers
actuellement proposés dans des centres et maisons de santé
pluridisciplinaires d'Ile-de-France. Une fois le diagnostic posé, la
prise en charge s'appuie, en effet, sur une panoplie de médicaments

(pour diminuer le volume sanguin, faire baisser la tension, ralentir le cœur...), voire une chirurgie (valves, pontage, défibrillateur...).

Mais il faut aussi et surtout intervenir sur l'hygiène de vie (perte de poids et contrôle quotidien, régime sans sel, observance du traitement, arrêt du tabac, alcool limité...) et en outre, mettre en place un programme de réadaptation cardiaque associant réentraînement à l'effort, éducation thérapeutique et optimisation des traitements.

Reste aussi à mener en amont des campagnes de prévention, car bien des insuffisants de demain sont des hypertendus d'aujourd'hui. C'est l'une des principales raisons d'être des Journées européennes de l'insuffisance cardiaque. C'est aussi ce qui a motivé la mise en ligne d'un site web sur le thème de l'insuffisance cardiaque pour les soignants et les patients. Ou encore le développement d'une application pour smartphone. Il y a urgence...

BON À SAVOIR

L'infarctus du myocarde et l'hypertension artérielle sont les principales causes d'insuffisance cardiaque. Cette déficience peut aussi être déclenchée par des cardiomyopathies, des valvulopathies ou par la toxicité de certaines drogues.

Outre la décompensation, une autre complication grave de l'insuffisance cardiaque est la mort subite par fibrillation ventriculaire. L'infarctus entraîne généralement ce qu'on appelle une insuffisance cardiaque à fraction d'éjection réduite, tandis que dans le cas de l'hypertension, cette fraction d'éjection est préservée : les deux cas sont aussi graves, mais le premier dispose depuis peu d'un traitement novateur ayant beaucoup réduit le risque d'accident cardiovasculaire et la mortalité.

Vocabulaire

essoufflement	[ɛsufləmã] n.m. 喘息，气喘吁吁
insuffisance cardiaque	心力衰竭
sournois, e	[surnwa, a:z] adj. 隐蔽的，隐藏的
frapper	[frape] v.t.dir. (疾病，不幸等)侵袭，打击
Haute Autorité de santé	国家卫生管理局
glisser	[glise] v.i. 略提一下
sous-évaluation	[suzevalɥasjɔ̃] n.f. 低估
cardiomyopathie	[kardjomjɔpati] n.f. 心肌萎缩
questionner	[kɛstjɔne] v.t. 问，询问
enjeu	[ãʒø] n.m. 输赢，得失；关键
pointer	[pwɛ̃te] v.t. 把……指向，把……对准
méconnaissance	[mekɔnɛsãs] n.f. 不知，不了解
subit, e	[sybi, it] adj. 突然的，骤然的
gonflement	[gɔ̃fləmã] n.m. 肿胀
confronté, e	[kɔ̃frɔ̃te] adj. 面对……
désigner	[deziɲe] v.t. 指出，指示
acronyme	[akrɔnim] n.m. 首字母缩合词
sondé, e	[sɔ̃de] n. 被采访者
baptiser	[batize] v.t. 给……命名
décompensation	[dekɔ̃pãsasjɔ̃] n.f. 代偿失调
problématique	[prɔblematik] adj. 有疑问的，未定的
pompe	[pɔ̃p] n.f. 泵
alimenter	[alimãte] v.t. 供给
organisme	[ɔrganism] n.m. 机体
mécanisme	[mekanism] n.m. 机制
compensation	[kɔ̃pãsasjɔ̃] n.f. 代偿，补偿
se mettre en place	被安排
organe	[ɔrgan] n.m. 器官
s'accélérer	[sakselere] v.pr. 加速
paroi	[parwa] n.f. 壁

s'épaissir [sepɛsir] *v.pr.* 变厚

cavité [kavite] *n.f.* 腔

se dilater [sədilate] *v.pr.* 舒张

pallier [palje] *v.t.* 暂时减轻，暂时缓和

déficience [defisjɑ̃s] *n.f.* 机能不全

oreillette [ɔrɛjɛt] *n.f.* 心房

noyer [nwaje] *v.t.* 淹没

se savoir [səsavwar] *v.pr.* 知道自己，意识到自己

veineux, se [vɛnø, ø:z] *adj.* 静脉的

irréversible [irevɛrsibl] *adj.* 不可逆转的

dommageable [dɔmaʒabl] *adj.* 招致损失的，招致损害的

aggraver [agrave] *v.t.* 加重，使严重

constat [kɔ̃sta] *n.m.* （形式的）评定，确认

alarmant, e [alarmɑ̃, ɑ̃:t] *adj.* 令人惊慌的，令人不安的

d'autant que 因为，由于

formaliser [fɔrmalize] *v.t.* 使形式化

coordonner [kɔɔrdɔne] *v.t.* 协调，协同，调整，配合

diététicien, ne [djetetisjɛ̃, ɛn] *n.* 营养学家，营养师

maintien [mɛ̃tjɛ̃] *n.m.* 呆

éducation [edykasjɔ̃] *n.f.* 训练，锻炼

s'appuyer [sapɥije] *v.pr.* 依靠，依赖

panoplie [panɔpli] *n.f.* 一套，一系列

valve [valv] *n.f.* 瓣膜

défibrillateur [defibrijatœr] *n.m.* 心脏纤维性颤动消除器

hygiène [iʒjɛn] *n.f.* 卫生

observance [ɔpsɛrvɑ̃s] *n.f.* 遵守

réentraînement [reɑ̃trɛnmɑ̃] *n.m.* 再训练，再锻炼

optimisation [ɔptimizasjɔ̃] *n.f.* 优化

en amont 从最初阶段，从一开始

hypertendu, e [ipɛrtɑ̃dy] *a.n.m.* 患高血压的（人）

motiver [mɔtive] *v.t.* 是……的理由

application	[aplikasjɔ̃] *n.f.* 应用程序
déclencher	[deklɑ̃ʃe] *v.t.* 发动
valvulopathie	[valvylopati] *n.f.* 心脏瓣膜病
toxicité	[tɔksisite] *n.f.* 毒性，毒力
drogue	[drɔg] *n.f.* 毒品
fibrillation	[fibrijasjɔ̃] *n.f.* 纤维性颤动
ventriculaire	[vɑ̃trikylɛr] *adj.*（心，脑等）室的
fraction	[fraksjɔ̃] *n.f.* 部分
éjection	[eʒɛksjɔ̃] *n.f.* 排泄
préserver	[prezɛrve] *v.t.* 使预防，保护
novateur, trice	[nɔvatœr, tris] *adj.* 革新的，创新的

Unité 6
Autisme : favoriser
un diagnostic précoce

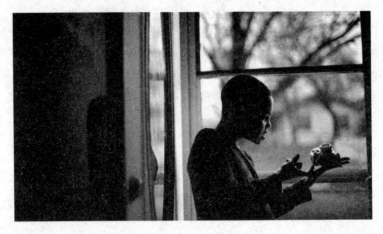

Les manifestations cliniques de l'autisme sont hétérogènes : difficulté pour communiquer, affection des perceptions sensorielles ou encore occurence de mouvements répétitifs.

La Haute Autorité de santé regrette des délais trop longs avant la prise en charge d'un enfant.

«J'ai remarqué les premiers signes d'autisme chez mon enfant lorsqu'il avait 18 mois. Malheureusement, le pédiatre n'y connaissait pas grand-chose. Finalement, mon fils a été diagnostiqué autiste à l'âge de 4 ans et 3 mois», explique Valérie Verot, maman d'un petit garçon de 9 ans et membre de l'association Autisme France et de Planète autisme.

Le cas de Valérie Verot n'est pas exceptionnel. En France, le diagnostic d'un trouble du spectre de l'autisme (TSA) reste trop tardif : aux alentours de 3 à 5 ans. Pourtant, selon la Haute Autorité de santé

(HAS), le diagnostic est possible «dès 18 mois». Face à ce constat, la HAS a publié lundi matin de nouvelles recommandations de bonne pratique. Le but : repérer et diagnostiquer les troubles de l'autisme le plus tôt possible.

Car les manifestations cliniques de ce trouble neurodéveloppemental (le terme de «psychose infantile» n'est désormais plus utilisé) sont hétérogènes : difficulté pour communiquer, affection des perceptions sensorielles ou encore occurrence de mouvements répétitifs. De plus, l'origine de ce trouble n'est (dans la plupart des cas) pas connue.

La Haute Autorité de santé

Certains signes peuvent cependant alerter les parents ou les professionnels de la petite enfance (crèche,etc.) : absence de babillage à 12 mois et au-delà, absence de mots à 18 mois ou encore absence d'association de mots à 24 mois. «Aucun de ces signes pris de façon isolée n'a de valeur prédictive, mais l'association d'au moins deux signes nécessite un examen clinique approfondi du développement de l'enfant», souligne la Haute Autorité de santé.

Plus généralement, la HAS considère comme un signe d'alerte l'«inquiétude des parents concernant le développement de la communication sociale et du langage des enfants». Un point important, pour Georgio Loiseau, président de l'association l'Oiseau bleu, qui a participé à l'élaboration de ces recommandations : «Cela donne un rôle central aux familles des enfants et cela fait en sorte que les professionnels les écoutent.»

Mais, une fois les premiers signes repérés, encore faut-il confirmer les soupçons avec l'établissement d'un diagnostic. Selon la HAS, les parents qui ont un doute doivent s'orienter vers un médecin (généraliste, pédiatre, etc.), à la disposition de qui la HAS a mis des outils d'aide au dépistage, comme des questionnaires, des protocoles médicaux. Le médecin pourra, ensuite, orienter la famille vers une équipe spécialisée comme une unité de pédopsychiatrie ou un centre médico-psycho-pédagogique (CMPP) pour une évaluation plus approfondie.

La Haute Autorité de santé

Or ces équipes sont débordées : selon un rapport de la Cour des comptes de janvier, il fallait attendre «un peu plus de huit mois» en 2011 entre le premier contact avec un CMPP et le début du suivi. Dans les centres ressources autisme (CRA) sollicités normalement pour des cas complexes (troubles associés, désaccord concernant le diagnostic, troubles psychiatriques importants etc.), la situation n'est pas plus enviable. Le délai entre la réception de la demande par ces centres et la restitution du bilan atteignait en moyenne 446 jours (environ 15 mois). La HAS demande alors de «réduire les délais d'obtention d'un diagnostic». Elle rappelle en effet que «plus le diagnostic est posé tôt, plus les interventions pourront être mises en place précocement et aideront l'enfant dans son développement». Mais ces recommandations risquent d'être inutiles sans moyens supplémentaires...

Enfin, les données manquent toujours concernant l'autisme. On estime en France qu'il y a environ 100 000 jeunes de moins de 20 ans atteints de TSA. Mais ce chiffre reste imprécis : il s'agit d'une extrapolation d'études menées en Isère, en Savoie, en Haute-Savoie, ou encore en Haute-Garonne. Concernant le nombre d'adultes, aucune statistique n'a jamais été réalisée dans l'Hexagone.

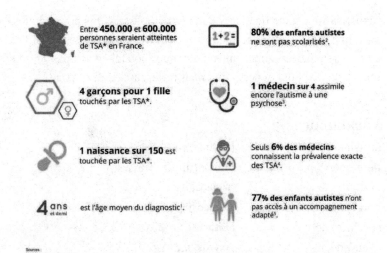

Entre **450.000** et **600.000** personnes seraient atteintes de TSA* en France.

80% des enfants autistes ne sont pas scolarisés².

4 garçons pour 1 fille touchés par les TSA*.

1 médecin sur 4 assimile encore l'autisme à une psychose³.

1 naissance sur 150 est touchée par les TSA*.

Seuls **6% des médecins** connaissent la prévalence exacte des TSA⁴.

4 ans et demi est l'âge moyen du diagnostic¹.

77% des enfants autistes n'ont pas accès à un accompagnement adapté⁵.

Sources :
*troubles du spectre autistique.
[1] Pour les patients aujourd'hui âgés de moins de 15 ans - Enquête Doctissimo-FondaMental — mars 2013 // [2] Conseil de l'Europe, février 2014 // [3] Etude Opinion Way pour LJ Corporate — mars 2010 // [4] Etude Opinion Way pour LJ Corporate – mars 2010 // [5] Sondage Opinion Way pour le Collectif Autisme – février 2014

Statistiques concernant les troubles du spectre de l'autisme en France. Le Figaro

Pour un meilleur accompagnement des adultes

Le passage à l'âge adulte n'améliore pas les conditions de vie des personnes atteintes de troubles du spectre de l'autisme. Ces dernières ont même tendance à s'aggraver. Car «l'offre d'accompagnement des adultes autistes est moins développée et structurée que pour l'enfant», note la HAS (Haute Autorité de santé), qui publie donc des recommandations de bonne pratique pour ces derniers. Elles concernent l'autonomie et l'inclusion sociale et ont été réalisées en partenariat avec l'Agence nationale de l'évaluation et de la qualité des établissements et services sociaux et médico-sociaux (Anesm).

Les deux institutions demandent de privilégier l'inclusion des adultes autistes dans la population générale et, pour cela, de favoriser le développement de service d'aide à la personne (psychologues, travailleurs sociaux, etc.). «La vie au sein d'un établissement médico-social peut toutefois être un choix pour certains adultes autistes, ou la seule solution adaptée», souligne la HAS. Or l'offre est encore insuffisante : faute de places dans des établissements pour adultes, 1000 majeurs vivent encore dans des centres pour adolescents. Les autorités sanitaires rappellent en outre que l'hôpital ne doit pas devenir un lieu de vie pour ces personnes mais rester un lieu de passage.

Vocabulaire

autisme	[otism] *n.m.*	自闭症，孤独症
hétérogène	[eterɔʒɛn] *adj.*	不相似的
affection	[afɛksjɔ̃] *n.f.*	疾病
perception	[pɛrsɛpsjɔ̃] *n.f.*	感觉，感知
sensoriel, le	[sɑ̃sɔrjɛl] *adj.*	感觉的
occurence	[ɔkyrɑ̃s] *n.f.*	出现
pédiatre	[pedjatr] *n.*	儿科医生
autiste	[otist] *adj.et n.*	孤独症患者
spectre	[spɛktr] *n.m.*	幽灵，鬼魂；谱，光谱；
tardif, ve	[tardif, i:v] *adj.*	晚的，迟的
aux alentours de		大约，将近
neurodéveloppemental, ale	[nœrodevlɔpmɑ̃tal] *adj.*	神经发展的
psychose	[psikoz] *n.f.*	精神病
infantile	[ɛ̃fɑ̃til] *adj.*	幼儿的，婴儿的
prédictif, ve	[prediktif, i:v] *adj.*	预言性的
babillage	[babijaʒ] *n.m.*	(小儿的) 咿呀声
élaboration	[elabɔrasjɔ̃] *n.f.*	制作，制定
en sorte que		以使，使得
dépistage	[depistaʒ] *n.m.*	检出
protocole	[prɔtɔkɔl] *n.m.*	规则
pédopsychiatrie	[pedopsikjatri] *n.f.*	儿童精神病学
médico-psycho-pédagogique	[medikopsikopedagɔgik] *adj.*	医学心理教学的
cour des comptes		审计法院
solliciter	[sɔlisite] *v.t.*	申请

psychiatrique	[psikjatrik] *adj.* 精神病的
enviable	[ãvjabl] *adj.* 值得羡慕的，值得向往的
restitution	[rɛstitysjɔ̃] *n.f.* 恢复；修复，重建
extrapolation	[ɛkstrapɔlasjɔ̃] *n.f.* 用外推法计算
statistique	[statistik] *n.f.* 统计学；统计；统计表
scolariser	[skɔlarize] *v.t.* 使入学，使受（学校）教育
assimiler	[asimile] *v.t.* 看作相似；相似地对待
prévalence	[prevalãs] *n.f.* 流行；普及；普遍；患病率
structuré, e	[stryktyre] *adj.* 有一定结构的；有一定组织的
autonomie	[otonɔmi] *n.f.* 自由，自主权
inclusion	[ɛ̃klyzjɔ̃] *n.f.* 融入
partenariat	[partənarja] *n.m.* 合作关系
psychologue	[psikɔlɔg] *n.* 心理学家
au sein de	在……内部，在……中间

Notes

1. «Aucun de ces signes pris de façon isolée n'a de valeur prédictive, mais l'association d'au moins deux signes nécessite un examen clinique approfondi du développement de l'enfant», souligne la Haute Autorité de santé.

   "单独出现的任何一个迹象都没有什么预言性的价值，但是如果至少两个特征联系在一起就有必要对小孩的发育进行深入的临床检查"，法国健康署指出。

2. Un point important, pour Georgio Loiseau, président de l'association l'Oiseau bleu, qui a participé à l'élaboration de ces recommandations : «Cela donne un rôle central aux familles des enfants et cela fait en sorte que les professionnels les écoutent.»

   对于参加了这些建议起草的蓝鸟协会的主席乔治·卢瓦索来说，有一点非常重要：在这当中这些孩子的家庭扮演着重要的角色，之所以这样做是为了让专业人士能认真听取家长的意见。

3. Mais, une fois les premiers signes repérés, encore faut-il confirmer

les soupçons avec l'établissement d'un diagnostic. Selon la HAS, les parents qui ont un doute doivent s'orienter vers un médecin (généraliste, pédiatre, etc.), à la disposition de qui la HAS a mis des outils d'aide au dépistage, comme des questionnaires, des protocoles médicaux.

但是一旦发现最初的症状，是否还需要去专业的机构做一个诊断呢？在法国健康署看来，有疑惑的父母应该去全科医生或儿科医生那里寻求帮助。法国健康署给这些医生提供了帮助检测的工具，比如调查问卷、医学规则。

4. Elle rappelle en effet que «plus le diagnostic est posé tôt, plus les interventions pourront être mises en place précocement et aideront l'enfant dans son développement».

法国健康署提醒说"诊断越早，越能及早干预，越能对小孩的发育起到作用"。这里用了一个很常见的表达 plus...plus, 类似的表达还有 plus...moins, moins... moins。

5. Mais ce chiffre reste imprécis : il s'agit d'une extrapolation d'études menées en Isère,en Savoie, en Haute-Savoie, ou encore en Haute-Garonne. Concernant le nombre d'adultes, aucune statistique n'a jamais été réalisée dans l'Hexagone.

但是这个数据是不准确的。这个数据只是在伊泽尔省、上萨瓦省、上加龙省进行的研究的归纳。关于成年自闭症患者的数量，法国没有任何数据。

6. Car «l'offre d'accompagnement des adultes autistes est moins développée et structurée que pour l'enfant», note la HAS (Haute Autorité de santé), qui publie donc des recommandations de bonne pratique pour ces derniers.

法国健康署提醒"因为对成年自闭症患者的陪护没有对儿童的陪护发展的那么好"，因此法国健康署发表了一些对于成人的正确做法的建议。

7. Or l'offre est encore insuffisante : faute de places dans des établissements pour adultes,1000 majeurs vivent encore dans des centres pour adolescents.

但是，提供的机会还是不够：因为在这些机构提供的成年人位置不够，1000 个成年人依然生活在青少年中心。

Grammaire

I. 被动语态

1. 被动语态的形式

(1) 从主动语态到被动语态

Les ouvriers ont construit cet immeuble.

（主语）　　　　（动词）　　　（直接宾语）

（主语）　　　　（动词）　　　（施动者补语）

Cet immeuble a été construit par les ouvriers.

从主动语态到被动语态带来了下面的一些改变

a. 主动语态的主语变成了被动语态的施动者补语用 par 引导。

（当主动语态的主语是 on 时，被动语态没有施动者补语。）

b. 主动语态的动词改变。它变成了 être + 过去分词。助动词 être 和主动语态的动词时态一致。

Ex: Les tailleurs ont restauré la cathédrale. (passé composé actif)

La cathédrale a été restaurée par les tailleurs. (passé composé passif)

c. 只有直接及物动词（直接及物动词可以带直接宾语）可以变成被动语态。

Ex: Pascal a aidé Julie. (COD)

Julie a été aidée par Pascal.

Catherine a parlé à Isabelle. (COI) 不能变被动语态

注意： 当施动者补语是人称代词时，最好不用被动语态。

Ex: 我们不说 Cet article a été écrit par moi.

而是说 J'ai écrit cet article.

或者说 C'est moi qui a écrit cet article .

(2) 被动语态的动词变位

在被动语态中时态是由助动词来表现出来的。过去分词总是和主语配合。

直陈式	现在时	→ Le palais	est construit par les ouvriers
	简单将来时		sera construit
	最近将来时		va être construit
	先将来时		aura été construit
	复合过去时		a été construit
	最近过去时		vient d'être construit
	未完成过去时		était construit
	愈过去时		avait été construit
	简单过去时		fut construit
	先过去时		eut été construit
条件式	现在时	→	serait construit
	过去时		aurait été construit
虚拟式	现在时		soit construit
	过去时		ait été construit
不定式	现在时	→	(doit) être construit
	过去时		(doit) avoir été construit

2. 被动语态的用法

(1) 主动语态和被动语态不完全相等

比较：Cet immeuble a été construit par les ouvriers.

（强调的重点在 l'immeuble)

Les ouvriers ont construit cet immeuble.

（强调的重点是 Les ouvriers)

当不想强调施动者补语时，被动语态可以没有施动者补语。

Ex: Le salon est bien décorée.

(2) par 还是 de

在被动语态中，大多数情况下施动者补语由介词 par 来引导，但是有些
情况施动者补语最好用 de 来引导。

a. 表示描述的动词，而且施动者补语是没有生命的东西。这些动词有 être
accompagné, composé, couvert, décoré, entouré, fait, garni, orné,

planté, prédédé, rempli 等

Ex: La villa est entourée d'un haut mur.

Sa table était couverte d'une belle nappe.

b. 有些表示感情的动词，这些动词有 être admiré, adoré, aimé, apprécié, craint, estimé, haï, méprié, redouté, respecté 等

Ex: Le Premier ministre est respecté de tous.

Il est apprécié de tous ses élèves.

c. 有些动词用本义的时候在被动语态中用 par 引导，用转义用 de 引导

Ex: Il est accomagné par ses parents.

La vedette est accompagnée de beaucoup de journalistes.

II. plus...plus, moins...moins, plus... moins, moins...plus, autant...autant

1. plus...plus, moins...moins

Ex: Plus on fait d'efforts, plus on réussit.

Moins on travaille, moins on est riche.

2. plus...moins, moins...plus

Ex: Plus elle se maquille, moins elle est jolie.

3. autant...autant 对比一个事实以及和它的相反的事实

Ex: Autant elle aimait son mari avant, autant elle le déteste mainteant.

Exercices

I. Questions sur le texte

1. Quelles sont les manifestations cliniques de l'autisme ?

2. En général, à quel âge a lieu le diagnostic d'un TAS (trouble du spectre de l'autisme) ? Selon la HAS à quel âge ce diagnostic est-il possible ?

3. Quels signes peuvent alerter les parents ou les professionnels de la petite enfance sur la présence possible de l'autisme chez l'enfant ?

4. Qu'est-ce que la HAS considère comme un signe d'alerte ?

5. Une fois les premiers signes repérés, que demande-t-on aux parents de faire pour confirmer le diagnostic ?

6. Pour établir un diagnostic le plus tôt possible, à quel type de problème sommes-nous confrontés ?

7. Pourquoi dit-on que les données manquent concernant l'autisme ?

8. Pour les personnes adultes atteintes de TAS (troubles du spectre de l'autisme), peut-on dire que leur situation s'améliore? En cas de réponse négative, expliquez pourquoi ?

9. Quelles sont les recommandations de la HAS pour améliorer la situation de ces personnes ?

10. Comment faire pour favoriser concrètement l'inclusion des adultes autistes dans la population générale ?

Lecture

Enquête ouverte sur des médecins prescrivant des antibiotiques contre l'autisme

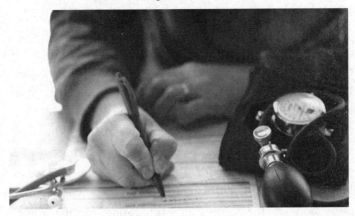

Une cinquantaine de praticiens seraient concernés par ces prescriptions sans fondement médical, potentiellement dangereuses.

Le parquet de Paris a ouvert une enquête après avoir été saisi cet été par l'Agence du médicament (ANSM) du cas de médecins prescrivant à des enfants autistes des antibiotiques ou des substances censées éliminer les métaux lourds, a appris jeudi l'AFP auprès du ministère public.

Le pôle santé publique du parquet a ouvert cette enquête le 11 septembre pour «mise en danger de la personne d'autrui» et «infractions tenant à la réalisation de recherches impliquant la personne humaine», selon cette source. Les investigations ont été confiées à l'Office central de lutte contre les atteintes à l'environnement et à la santé publique (Oclaesp).

Mardi, l'ANSM avait annoncé avoir saisi cet été le procureur de Paris de ces pratiques de prescriptions dangereuses. L'agence en avait elle-même été informée fin 2019 via sa procédure de lancement d'alerte par la présidente de l'association SOS Autisme, Olivia Cattan, et a, depuis, notamment recueilli des témoignages de parents et des ordonnances faisant état de ces prescriptions.

Des prescriptions dangereuses

L'ANSM «déconseille formellement ces utilisations pour lesquelles ces médicaments n'ont fait aucune preuve de leur efficacité et qui exposent ces enfants à des risques, en particulier lors d'une utilisation prolongée», précisait-elle mardi dans un communiqué.

Les pratiques incriminées concernent la prescription «sur de longues durées (plusieurs mois)» de «médicaments anti-infectieux» (antibiotiques, antifongiques, antiparasitaires, antiviraux) et de «chélateurs de métaux lourds», des substances censées éliminer les métaux lourds de l'organisme, dont l'utilisation n'est recommandée qu'en cas d'intoxication avérée, détaille l'Agence nationale de sécurité du médicament (ANSM).

Cinq mille enfants

Selon Olivia Cattan, qui s'apprête à publier un livre sur ces pratiques, une cinquantaine de médecins seraient concernés, dans la mouvance de l'association Chronimed, fondée par le controversé Pr Luc Montagnier, et auraient traité quelque 5000 enfants depuis 2012.

Cette année-là, Luc Montagnier, prix Nobel de médecine pour avoir participé à la découverte du virus du sida, défendait l'idée d'une «piste infectieuse» pour expliquer l'autisme. Il affirmait, vidéos à l'appui, que les antibiotiques pouvaient améliorer l'état de la majorité des enfants concernés, provoquant une prise de distance immédiate de l'Académie nationale de médecine, qui hébergeait sa conférence.

Vocabulaire

antibiotique	[ãtibjɔtik] *n.m.* 抗生素
praticien, ne	[pratisjɛ̃, ɛn] *n.* (实际看病的) 医生
fondement	[fɔ̃dmã] *n.m.* 根据，依据，理由
potentiellement	[pɔtãsjɛlmã] *adv.* 潜在地；可能地
parquet	[parkɛ] *n.m.* 检察院
censé, e	[sãse] *adj.* 被认为……的，被看作……的
éliminer	[elimine] *v.t.* 除去，消除
autrui	[otrɥi] *pron.* 别人，他人
impliquer	[ɛ̃plike] *v.t.* 牵连；包含
investigation	[ɛ̃vɛstigasjɔ̃] *n.f.* 研究，调查
atteinte	[atɛ̃t] *n.f.* 伤害，损害
procureur	[prɔkyrœr] *n.m.* 检察官
via	[vja] *prép.* 经由，经过
procédure	[prɔsedyr] *n.f.* 手续，程序
lancement	[lãsmã] *n.m.* 发出
faire état de	*loc.v.* 考虑到，以……为依据，引证
déconseiller	[dekɔ̃sɛje] *v.t.* 劝阻，劝戒
formellement	[fɔrmɛlmã] *adv.* 明确地；正式地
faire preuve de	表现出，显出
exposer	[ɛkspoze] *v.t.* 置……于之下
prolongé, e	[prɔlɔ̃ʒe] *adj.* 持久的，持续时间长的
communiqué	[kɔmynike] *n.m.* 公报，公告
incriminer	[ɛ̃krimine] *v.t.* 指责，责备
anti-infectieux, euse	[ɑtiɛ̃fɛksjø, ø:z] *adj.* 抗感染的，抗传染病的
antifongique	[ãtifɔ̃ʒik] *adj.* 抗真菌的
antiparasitaire	[ãtiparazitɛ:r] *adj.* 抗寄生物的
antiviral, e	[ãtiviral] *adj.* 抗病毒的
chélateur	[kelatœ:r] *n.m.* 螯合剂
en cas de	*loc.prép.* 如果，倘若
intoxication	[ɛ̃tɔksikasjɔ̃] *n.f.* 中毒

avéré, e   [avere] *adj.* 被证实的，确实的

détailler   [detaje] *v.t.* 详细地说

être dans la mouvance de 从属于

controversé, e   [kɔ̃trɔvɛrse] *adj.* 有争论的

piste   [pist] *n.f.* 行踪；线索

à l'appui   援助……，借助……

prise de distance   保持距离，疏远

héberger   [ebɛrʒe] *v.t.* 租或借地方给……

Unité 7
Cancer du col de l'utérus: dépistage et vaccination doivent être améliorés

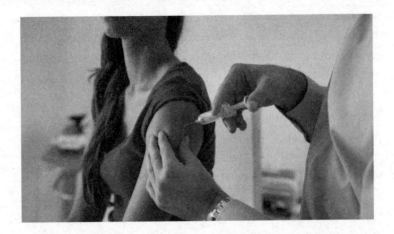

Alors que la France met en place un dépistage organisé du cancer du col de l'utérus, les autorités sanitaires s'efforcent de trouver les meilleures stratégies pour augmenter la couverture vaccinale contre les HPV.

Comment convaincre ? Alors que le cancer du col de l'utérus a tué plus de 1100 femmes en France métropolitaine en 2018, et que 2920 se faisaient diagnostiquer, les autorités sanitaires peinent à faire progresser le dépistage et la vaccination contre le virus du papillome humain HPV, à l'origine des lésions qui peuvent évoluer en cancer. L'élimination du cancer utérin a pourtant été déclarée «priorité de santé publique» en 2018 par le directeur général de l'Organisation mondiale de la santé (OMS). C'est donc tout un Bulletin épidémiologique hebdomadaire (BEH) que Santé publique

France a décidé, ce mardi, de consacrer au cancer du col et au HPV.

Au bras des autorités sanitaires, deux armes : le dépistage par frottis régulier, et la vaccination. Concernant le dépistage, la France peut mieux faire. «Jusqu'à maintenant en France, (…) il dépend d'une décision individuelle, souvent à la suite d'une consultation chez le gynécologue, beaucoup plus rarement chez le médecin traitant ou la sage-femme», indiquent Catherine Sauvaget, chercheuse du groupe dépistage et directrice au Centre international de recherche sur le cancer (Circ) et Elisabete Weiderpass, de l'OMS, qui signent l'éditorial du BEH.

Pas assez de dépistages

Et le résultat n'est pas au rendez-vous : pour la période 2015-2017, moins de 60% des femmes concernées se sont fait dépister, soit plus que la moyenne européenne (45,4%) mais bien moins que les champions qui atteignent plus de 80% de la population cible (Danemark, Irlande ou Suède). L'une des études publiées dans le BEH montre que ce dépistage souffre d'ailleurs de criantes inégalités territoriales, tandis qu'une autre montre qu'il en est de même pour l'accès à la vaccination. Outre-mer en particulier, le taux de couverture ne dépasse pas 45% (excepté à la Réunion) ; et fort logiquement, l'incidence de ce cancer féminin y est plus forte qu'ailleurs. Autre inégalité, les femmes de plus de 50 ans se font moins dépister que les plus jeunes, alors même qu'elles présentent un risque de cancer plus important, le pic d'incidence se situant à cet âge.

Un programme de dépistage organisé est donc progressivement mis en place pour toutes les femmes de 25 à 65 ans en France. La Haute autorité de santé a par ailleurs édité cet été de nouvelles recommandations sur les modalités de ce dépistage. L'objectif de ce nouveau dépistage organisé est «d'augmenter la couverture du dépistage pour atteindre 80%, de réduire les inégalités d'accès à ce dépistage et de diminuer de 30% l'incidence et la mortalité par cancer du col de l'utérus à 10 ans».

Un vaccin contre le virus

Mais dépister ne suffit pas. Pour éliminer ce cancer féminin, les autorités comptent aussi sur la vaccination, dont on sait qu'elle empêche les infections à HPV, et dont on espère qu'elle limite l'apparition de lésions précancéreuses, donc de cancers. En France, la vaccination est actuellement recommandée aux jeunes filles dès l'âge de 11 ans, ainsi qu'aux hommes homosexuels de moins de 27 ans.

Actuellement, de nombreux pays s'interrogent sur l'intérêt de vacciner l'ensemble des garçons, et ce pas seulement pour protéger les filles : le HPV est un virus sexuellement transmissible qui peut aussi être à l'origine, par exemple, de cancers de l'anus ou de la gorge. Or pour que la vaccination soit véritablement efficace à l'échelle de la population, la couverture vaccinale doit être large. «Une modélisation indique qu'une couverture vaccinale à 85% associée à la correction des inégalités vaccinales empêcherait la survenue de 377 cancers du col et 139 décès par cancer du col par cohorte de naissance», indiquent Catherine Sauvaget et Elisabete Weiderpass.

Manque d'information

Làs, malgré une (timide et récente) tendance à la hausse, moins d'un tiers de la population cible est vaccinée en France. Quatre chercheurs de l'Institut de recherche en santé publique, d'Aviesan, de l'Inserm et de l'Université Paris-Diderot ont donc entrepris de mesurer les freins à la vaccination et d'identifier les interventions les plus efficaces en la matière. «Onze revues systématiques ont été incluses», indiquent les auteurs, qui «ont permis d'identifier 39 types d'interventions» sur les connaissances (diffusion d'informations sur les HPV, les maladies associées et la vaccination...), le comportement (aides à la décision, rappels...) ou l'environnement (accessibilité du vaccin, cadre légal facilitant...).

«Le principal obstacle à la vaccination concerne le manque d'informations sur la maladie et le vaccin, la crainte d'effets secondaires et le manque de confiance s'agissant de l'innocuité des vaccins», indiquent les auteurs. Mais se contenter de diffuser de l'information ne suffit manifestement pas, car même «si les intentions de se faire vacciner augmentent directement après l'intervention, la couverture vaccinale, elle, évolue peu».

Il faut donc améliorer l'accessibilité du vaccin. En particulier, la mise en place de programmes de vaccination à l'école «augmente le plus souvent la couverture vaccinale et diminue les inégalités sociales en atteignant une plus large population», mais à condition d'emporter l'adhésion des jeunes comme des parents. Les professionnels de santé sont eux aussi à convaincre, à commencer par les médecins généralistes, «souvent très efficaces pour agir sur la couverture vaccinale de leur patientèle».

Vocabulaire

utérus	[yterys] *n.m.*	子宫
col de l'utérus		子宫颈
vaccination	[vaksinasjɔ̃] *n.f.*	疫苗接种
couverture	[kuvɛrtyr] *n.f.*	覆盖
vaccinal, ale	[vaksinal] *adj.*	疫苗的
métropolitain, e	[metrɔpɔlitɛ̃, ɛn] *adj.*	本土的
peiner	[pɛne] *vi.*	操劳，忙碌，费劲
papillome	[papijom] *n.m.*	乳头瘤
élimination	[eliminasjɔ̃] *n.f.*	除去，消除

utérin, e	[yterɛ̃, in] *adj.* 子宫的
bulletin	[byltɛ̃] *n.m.* 公报，通报
épidémiologique	[epidemjɔlɔʒik] *adj.* 流行病学的
frottis	[frɔti] *n.m.* 涂片
gynécologue	[ʒinekɔlɔg] *n.* 妇科医生
sage-femme	[saʒfam] *n.f.* 接生员；助产士
éditorial	[editɔrjal] *n.m.* 社论
être au rendez-vous	像希望得那样出现
cible	[sibl] *n.f.* （用作同位语）目标
criant, e	[krijɑ̃, ɑ̃:t] *adj.* 令人不满的，激起抗议的
inégalité	[inegalite] *n.f.* 不平等
territorial, ale	[tɛritɔrjal] *adj.* 领土的；保卫本土的
outre-mer	[utrəmɛr] *loc.adv.* 海外
Réunion	[reynjɔ̃] *n.f.* 留尼汪
incidence	[ɛ̃sidɑ̃s] *n.f.* 影响，后果
pic	[pik] *n.m.* 顶点，顶峰
éditer	[edite] *v.t.* 编订，编注
modalité	[mɔdalite] *n.f.* 方式；形态
homosexuel, le	[ɔmɔsɛksɥɛl] *adj.* 同性恋的
précancéreux, se	[prekɑ̃serø, ø:z] *adj.* 癌前期的
sexuellement	[sɛksɥɛlmɑ̃] *adv.* 从性的观点上
transmissible	[trɑ̃smisibl] *adj.* 会传染的；可传染的
anus	[anys] *n.m.* 肛门
à l'échelle de	在……范围内，在……规模内
modélisation	[mɔdelizasjɔ̃] *n.f.* 模型建立，模型制作
correction	[kɔrɛksjɔ̃] *n.f.* 改正，纠正
survenue	[syrvəny] *n.f.* 突如其来，突然来到
cohorte	[kɔɔrt] *n.f.* 组群
làs	[la] ou [las] *interj.* 亦多写成 las，同 hélas 哎！
entreprendre	[ɑ̃trəprɑ̃dr] *v.t.* 着手干
mesurer	[məzyre] *v.t.* 衡量，估计

frein	[frɛ̃] *n.m.* 约束，限制	
intervention	[ɛ̃tɛrvɑ̃sjɔ̃] *n.f.* 介入	
en la matière	*loc.adv.* 在这方面	
accessibilité	[aksɛsibilite] *n.f.* 可达到，可进入；可以获得	
innocuité	[inɔkчite] *n.f.* 无害	
manifestement	[manifɛstəmɑ̃] *adv*. 明显地，显然地	
adhésion	[adezjɔ̃] *n.f.* 加入，参加	
patientèle	[pasjɑ̃tɛl] *n.f.* 病人	

Notes

1. Et le résultat n'est pas au rendez-vous : pour la période 2015-2017, moins de 60% des femmes concernées se sont fait dépister, soit plus que la moyenne européenne (45,4%) mais bien moins que les champions qui atteignent plus de 80% de la population cible (Danemark, Irlande ou Suède).

   结果并不像希望的那样：在 2015 年—2017 年，不到 60% 的妇女去做了宫颈癌筛查，稍微比欧洲的平均数（45,5%）多一些，但是远远不如那些筛查比例高的国家如丹麦、爱尔兰、瑞典，这些国家的筛查比例达到目标人口的 80%。

2. L'une des études publiées dans le BEH montre que ce dépistage souffre d'ailleurs de criantes inégalités territoriales, tandis qu'une autre montre qu'il en est de même pour l'accès à la vaccination.

   发表在流行病学报告中的其中一份研究表明这种筛查另外也遭受了区域上的严重不平等，而且另外一份研究显示这种不平等在疫苗可及性上也是一样的。

3. Or pour que la vaccination soit véritablement efficace à l'échelle de la population, la couverture vaccinale doit être large. «Une modélisation indique qu'une couverture vaccinale à 85% associée à la correction des inégalités vaccinales empêcherait la survenue de 377 cancers du col et 139 décès par cancer du col par cohorte de naissance», indiquent Catherine Sauvaget et Elisabete

Weiderpass.

但是，为了使疫苗接种确实在全体居民中有效，疫苗的覆盖率要更广一些。模拟结果表明，85% 的疫苗接种率加上纠正疫苗不平等现象，可以防止每个出生队列出现 377 例宫颈癌和 139 例宫颈癌死亡。

4. «Onze revues systématiques ont été incluses», indiquent les auteurs, qui «ont permis d'identifier 39 types d'interventions» sur les connaissances (diffusion d'informations sur les HPV, les maladies associées et la vaccination...), le comportement (aides à la décision, rappels...) ou l'environnement (accessibilité du vaccin, cadre légal facilitant...).

作者指出"十一本成体系的杂志被包括在内，这些杂志可以确定关于知识（关于人乳头瘤病毒的信息传播，相关的疾病和疫苗接种）、行为（帮助做决定，打加强针）和环境（疫苗的可及性，有利的法律环境）的 39 种介入"。

5. En particulier, la mise en place de programmes de vaccination à l'école «augmente le plus souvent la couverture vaccinale et diminue les inégalités sociales en atteignant une plus large population», mais à condition d'emporter l'adhésion des jeunes comme des parents.

特别是要在学校安排接种疫苗计划，这样在达到更大的人口数量的同时既增加覆盖率又减少社会不平等，但是条件是获得学生和家长的同意。

Grammaire

I. faire faire/laisser faire, se faire faire/se laisser faire

1. faire faire

(1) 如果 faire 后面的动词不定式没有补语，那么动词不定式的主语放在动词不定式后面

  Ex: Elle fait bouillir de l'eau（必须倒装，不能说成 Elle fait de l'eau bouillir）

  Faites venir immédiatement le médecin.

Mme Leblanc fait travailler ses enfants tous les soirs.

(2) 如果 faire 后面的动词不定式有补语，那么动词不定式的主语用 par 或 à 引导

  Ex: J'ai fait réparer ma voiture par le garagiste du village.

    Elle fera faire une promenade aux enfants.

(3) faire 后面的动词不定式的主语或直接宾语提前时，代词不放在该动词前而是放在 faire 前

  Ex: Cette histoire fait rire les enfants.

    → Elle les fait rire.

    Je ferai visiter le Louvre à mes amis.

    → Je le leur ferai visiter.

    Il fait déguster à son ami un vin excellent.

    → Il lui fait déguster un vin excellent.

(4) faire faire 在复合过去时中，过去分词不变。

  Ex: Ma voiture était en panne ; je l'ai fait réparer.

2. laisser faire

(1) 如果 laisser 后面的动词不定式没有补语，那么动词不定式的主语放在动词不定前后都可以

  Ex: J'ai laissé entrer mes frères.

    =J'ai laissé mes frères entrer.

(2) 如果 laisser 后面的动词不定式有补语，那么动词不定式的主语可以放在 laisser 和动词不定式之间，也可以用 par 或 à 引导

  Ex: Je laisser Georges chanter cette chanson.

    =Je laisse chanter cette chanson par (ou à) Georges.

(3) laisser 后面的动词不定式的主语或直接宾语提前时，代词不放在该动词前而是放在 laisser 前

  Ex: Je n'ai pas laissé sortir le chien.

    → Je ne l'ai pas laissé sortir.

    Cette chanson, je la leur laisse chanter.

    Elle laisse Jean écouter de la musique.

→ Elle lui laisse écouter de la musique.

(4) laisser faire 在复合过去时中，当直接宾语是动词不定式的主语时，过去分词和直接宾语配合

Ex: Il doit ranger les vêtements qu'il a laissés traîner sur le lit.

(les jouets=sujet du verbe traîner)

3. se faire faire

(1) 这个短语可以表示一个故意的行为或者一个非自愿的行为

Ex: Je me suis fait expliquer le chemin.(故意的行为)

Je me suis fait contredire en réunion.(非自愿的行为)

(2) se faire faire 在复合过去时中不配合

Ex: Ils se sont fait aimer de tous.

Sa femme s'est fait faire une robe.

4. se laisser faire

(1) 这个短语的肯定形式强调主语的被动和消极。相反它的否定形式暗含主语的反抗

Ex: Elle se laisse contredire facilement.

Il ne s'est pas laissé perturber par le bruit.

(2) se laisser 在复合过去时里有时候配合，有时候不配合

Ex: Elle s'est laissé séduire. (不配合，不是她吸引)

Elle s'est laissée tomber. (配合，是她摔倒)

II. 虚拟式现在时

1. 虚拟式现在时的变位

规则: 直陈式现在时第三人称复数的词根加上这些后缀 : -e, -es, -e, -ions, -iez, -ent

Ex:

Parler	ils parl-ent	que je parl-e
Finir	ils finiss-ent	que je finiss-e
Mettre	ils mett-ent	que je mett-e

某些第三组动词的第一人称复数和第二人称复数的动词变位，它们的词根是第一人称和第二人称直陈式现在时的变位。

Ex: recevoir :	ils reçoiv-ent	→ que je reçoive
	nous recev-ons	→ que nous recev-ions
	vous recev-ez	→ que vous recev-iez

prendre :	ils prenn-ent	→ que je prenne
	nous pren-ons	→ que nous pren-ions
	vous pren-ez	→ que vous pren-iez

2. 虚拟式现在时的用法

虚拟式现在时表示对一个事实的评价或解释，它经常用在 que 引导的补语从句中

(1) 当主句表达愿望，必须，建议

Ex: Je voudrais que vous me fassiez un bon prix.

Il faut que tu fasses du sport trois fois par semaine.

Il vaudrait mieux que vous partiez tôt demain.

(2) 当主句表达感情，判断

Ex: Je préfère que vous me téléphoniez avant 10 heures.

Il est étonnant qu'elle parle quatre langues étrangères.

Il suffit que nous réservions les billets en ligne.

(3) 当主句表达可能性，怀疑

Ex: Je doute qu'il puisse entrer dans cette grande école.

注意： 某些动词有比较特殊的结构，比如 veiller à ce que(务必使)，s'attendre à ce que(预料，料想), tenir à ce que(坚持，一心想要), être habitué à ce que(习惯), s'opposer à ce que(反对), s'engager à ce que(保证)

Ex: Elle tient à ce que le buffet reste toujours à sa place.

Exercices

I. Questions sur le texte

1. En 2018, combien de femmes ont été tuées par le cancer du col de l'utérus en France métropolitaine ?

2. Quelle est l'origine des lésions susceptibles d'évoluer en cancer du col de l'utérus ?

3. Dans cet article, pourquoi dit-on que concernant le dépistage, la France peut mieux faire ?

4. Quel est le pourcentage de dépistage moyen en Europe ? La France doit-elle se féliciter d'être au-dessus de cette moyenne? Pourquoi ?

5. En France, quelles sont deux formes d'inégalités dont souffrent le dépistage et la vaccination ?

6. Quel est l'objectif du nouveau programme de dépistage ?

7. Pour éliminer le cancer du col de l'utérus , pourquoi le dépistage n'est-il pas suffisant ?

8. En France, la vaccination est recommandée à quels types de personnes en particulier ?

9. Pourquoi a-t-on intérêt à vacciner l'ensemble des garçons ?

10. Quel est le principal obstacle à la vaccination ?

11. Quelles sont les pistes envisagées pour améliorer l'accessibilité du vaccin ?

Lecture

Cancer de l'utérus : réagir aux premiers saignements

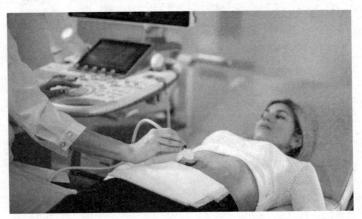

L'endomètre est la muqueuse de l'utérus : il tapisse la paroi interne de la cavité où se déroule la grossesse. Il est constitué d'une première couche de cellules qui forment l'épithélium (où naissent le plus souvent les cancers de l'endomètre) et d'un tissu conjonctif qui contient des glandes.

Si des saignements apparaissent entre deux cycles ou après la ménopause, il ne faut pas tarder à consulter un médecin.

Avec plus de 8000 nouveaux cas par an, il est le plus fréquent des cancers gynécologiques après le cancer du sein. Contrairement au cancer du col de l'utérus qui se développe dans la partie basse de l'utérus, les cellules du cancer de l'endomètre, appelé aussi cancer du corps de l'utérus, prolifèrent sur la paroi intérieure de l'organe féminin. Et, dans 90% des cas, sur la première couche de l'endomètre. Les autres formes, des sarcomes qui touchent le muscle utérin, sont des tumeurs très rares. Une autre grande différence avec le cancer du col est l'âge de survenue de la pathologie : 68 ans contre 51 ans.

Quels risques ?

Plusieurs facteurs de risque ont été identifiés et un bon nombre d'entre eux sont en fait liés aux hormones féminines. Les situations favorisant des forts taux d'œstrogènes associés à des taux réduits de progestérone prédisposent au cancer de l'endomètre. C'est pourquoi les femmes de plus de 60 ans et celles qui n'ont pas eu d'enfants sont plus à risques. Plusieurs études semblent indiquer que l'obésité majore les risques.

Enfin, dans environ 5% des cas, une prédisposition génétique est en cause, et tout particulièrement le syndrome de Lynch, qui prédispose également au cancer colorectal. Les femmes qui en sont porteuses doivent se faire suivre dès 30 ans. D'après une étude menée à l'Institut Curie (Paris), celles qui sont porteuses d'une mutation des gènes BRCA1 ou 2 seraient aussi plus à risque de développer une forme rare du cancer de l'endomètre.

Quels symptômes ?

«C'est un cancer assez symptomatique, déclare le Dr Alexandra Leary, oncologue médical à l'institut Gustave-Roussy (Villejuif). Chez une femme ménopausée, des saignements vaginaux doivent absolument inciter à consulter. La période de préménopause, avec des cycles irréguliers, brouille parfois les pistes. Chez les plus jeunes, des saignements en dehors des règles doivent aussi alerter. Des pertes blanches et/ou des douleurs dans le ventre peuvent, elles aussi, être des signes précurseurs du cancer de l'endomètre.»

«Des pertes blanches et/ou des douleurs dans le ventre peuvent, elles aussi, être des signes précurseurs du cancer de l'endomètre.» Dr Alexandra Leary, oncologue médical à l'institut Gustave-Roussy.

Quel diagnostic ?

Si le Dr Leary insiste sur le fait de ne pas perdre de temps lorsque des saignements vaginaux anormaux se produisent, c'est parce qu'ils interviennent souvent très tôt dans l'histoire de ce cancer. Résultat : le diagnostic peut être plus précoce alors qu'on ne dispose pas d'examen de dépistage. Le frottis n'est en effet d'aucune utilité puisque les cellules analysées sont prélevées sur le col, et non le corps, de l'utérus.

Pour établir le diagnostic, une échographie pelvienne est tout d'abord réalisée. Si l'endomètre est épaissi, une biopsie sera alors pratiquée en ambulatoire. Elle fournira trois informations : la confirmation ou pas du diagnostic, le type de tumeur et son agressivité. Enfin, une IRM de toute la zone pelvienne permettra d'évaluer si la maladie a gagné d'autres organes, et notamment les ganglions.

Quel traitement ?

«Comme le diagnostic est relativement précoce, la tumeur est souvent limitée à l'utérus et il y a d'excellentes chances de guérison avec un traitement local», indique le Dr Leary. L'ablation de l'utérus, des ovaires et des trompes peut se pratiquer sous cœlioscopie, ce qui permet un rétablissement plus précoce. Le curage ganglionnaire n'est, en revanche, pas nécessaire pour tout le monde. Des études sont en cours pour déterminer si un simple ganglion sentinelle suffirait. «Nous sommes vraiment dans la désescalade thérapeutique», résume l'oncologue.

En complément de la chirurgie, certaines femmes seront traitées par radiothérapie. «Si la tumeur est petite, nous pouvons opter pour une curiethérapie seule, et donc avoir une action très ciblée. En revanche, face à une tumeur de plus gros volume, il faudra recourir aussi à la radiothérapie classique qui aura des effets plus toxiques au niveau intestinal», ajoute la spécialiste de Gustave-Roussy. En cas de récidive, l'hormonothérapie a sa place dans l'arsenal thérapeutique, puisque les cellules de l'endomètre sont évidemment sensibles aux hormones féminines.

Quelles perspectives ?

Les tumeurs de l'endomètre présentent fréquemment une anomalie moléculaire : l'instabilité des microsatellites. «Un quart des femmes seraient porteuses de ce statut dit "MSI". Et ce profil de patientes est très sensible à l'immunothérapie. Cela peut vraiment transformer la prise en charge, avec très peu d'effets secondaires à la clé», affirme le Dr Leary. Pour le moment, ce traitement n'est pas accessible en routine mais le nombre croissant d'essais cliniques permet à la plupart de ces patientes d'y avoir accès.

Vocabulaire

saignement	[sɛɲmɑ̃] *n.m.* 出血	
endomètre	[ɑ̃dɔmɛtr] *n.m.* 子宫内膜	
muqueuse	[mykøz] *n.f.* 粘膜	
tapisser	[tapise] *v.t.* 铺满，覆盖	
grossesse	[grosɛs] *n.f.* 怀孕	
épithélium	[epiteljɔm] *n.m.* 上皮	
tissu	[tisy] *n.m.* 组织	
conjonctif, ve	[kɔ̃ʒɔ̃ktif, iːv] *adj.* 连接的，连结的	
glande	[glɑ̃d] *n.f.* 腺	
gynécologique	[ʒinekɔlɔʒik] *adj.* 妇科的	
sein	[sɛ̃] *n.m.* 乳房	
proliférer	[prɔlifere] *v.i.* 增生，增殖	
sarcome	[sarkom] *n.m.* 肉瘤	
hormone	[ɔrmon] *n.f.* 激素，荷尔蒙	
œstrogène	[ɛstrɔʒɛn] *n.m.* 雌激素	
progestérone	[prɔʒɛsterɔn] *n.f.* 黄体酮	
prédisposer	[predispoze] *v.t.* 使预先倾向于；使易感染	
majorer	[maʒɔre] *v.t.* 提高，增加	
prédisposition	[predispozisjɔ̃] *n.f.* 素质，素因	
génétique	[ʒenetik] *adj.* 遗传的，基因的 *n.f.* 遗传学	
en cause	*loc.adj.* 有关；受怀疑	
syndrome	[sɛ̃drom] *n.m.* 综合症	
colorectal, ale	[kɔlɔrɛktal] *adj.* 结直肠的	

mutation	[mytasjɔ̃] *n.f.* 突变
symptomatique	[sɛ̃ptɔmatik] *adj.* 症状的
oncologue	[ɔ̃kɔlɔg] *n.* 肿瘤学家
ménopausée	[menopoze] *adj.(f)* 已经绝经的，过了更年期的
vaginal, ale	[vaʒinal] *adj.* 阴道的
préménopause	[premenopoz] *n.f.* 绝经前
brouiller	[bruje] *v.t.* 干扰，使混乱
précurseur	[prekyrsœr] *n.m.* 预兆，前兆
utilité	[ytilite] *n.f.* 用处
échographie	[ekogrɑfi] *n.f.* 超声检查
pelvien, ne	[pɛlvjɛ̃, ɛn] *adj.* 骨盆的
épaissir	[epɛsir] *v.i.* 变厚
biopsie	[bjɔpsi] *n.f.* 活组织检查法
agressivité	[agrɛsivite] *n.f.* 侵略性；危害性
ganglion	[gɑ̃gljɔ̃] *n.m.* 淋巴结
ablation	[ablasjɔ̃] *n.f.* 切除
ovaire	[ɔvɛr] *n.m.* 卵巢
trompe	[trɔ̃p] *n.f.* 管
cœlioscopie	[seljɔskɔpi] *n.f.* 腹腔镜检查法
rétablissement	[retablismɑ̃] *n.m.* 恢复健康
curage	[kyraʒ] *n.m.* 刮除术，清除术
ganglionnaire	[gɑ̃gljɔnɛr] *adj.* 淋巴结的
en cours	*loc.adv.* 正在进行中
sentinelle	[sɑ̃tinɛl] *n.f.* 哨兵，看守；文中做同位语
désescalade	[dezɛskalad] *n.f.* 逐步下降，逐渐降低
opter	[ɔpte] *v.i.* 选择
curiethérapie	[kyriterapi] *n.f.* 放射疗法
cibler	[sible] *v.t.* 瞄准，确定目标
toxique	[tɔksik] *adj.* 有毒的
intestinal, ale	[ɛ̃tɛstinal] *adj.* 肠的；肠腔的
hormonothérapie	[ɔrmɔnoterapi] *n.f.* 激素疗法

arsenal	[arsənal] *n.m.* 大量
moléculaire	[mɔlekylɛr] *adj.* 分子的
instabilité	[ɛ̃stabilite] *n.f.* 不稳定，不固定
microsatellite	[mikrosatelit] *n.m.* 脱氧核糖核酸片段
MSI	Microsatellite Instability 微细片段不稳定性
profil	[prɔfil] *n.m.* 素质，条件；外形；外观，形象
immunothérapie	[imynoterapi] *n.f.* 免疫疗法
à la clé	末尾有，带有

Unité 8
Peut-on éviter de devenir diabétique ?

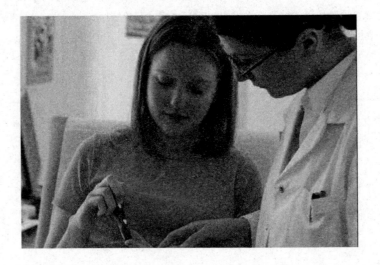

AVIS D'EXPERT-Les premiers signes doivent être pris au sérieux et s'accompagner d'une amélioration de l'hygiène de vie, explique le Pr Claude Jaffiol, diabétologue et membre de l'Académie nationale de médecine.

Galien, qui décrivait le diabète comme une «maladie chaude et humide» au début de notre ère, n'en aurait rencontré que deux cas dans sa vie... Vingt siècles plus tard, c'est un véritable fléau. Si rien n'est fait pour l'enrayer, diabétique rimera en France, comme partout dans le monde, avec épidémique. On compte déjà 150 millions de diabétiques sur terre ; ils seront 300 millions en 2025. Nous passerons chez nous de 2 à plus de 3 millions sur cette même période, dont 90% de diabétiques de type 2 (DT2), ou diabète «gras», qu'il faut distinguer du diabète «maigre», de type 1, maladie de l'enfance et de l'adolescence due au défaut de sécrétion d'insuline par le pancréas, alors que, dû à l'âge mais surtout au surpoids et à une mauvaise hygiène de vie, le DT2 survient quand l'organisme est devenu résistant à l'insuline que continue pourtant à sécréter le pancréas. De plus en plus sédentaires et de moins en moins attentifs à la qualité de notre alimentation, nous tombons tous dans le piège du diabète... Et cela coûte cher, puisqu'en France, entre 4 et 6% du budget de la santé y passent et qu'on lui doit 15% des infarctus, angioplasties et pontages, 20% des dialyses rénales, 500 à 1 000 cécités et 8 500 amputations par an.

Chaque jour, près de 400 nouveaux patients sont diagnostiqués, mais la plupart sont dépistés trop tardivement parce que le diabète de type 2 est une maladie qui progresse à bas bruit, sans douleurs ni symptômes apparents. Quand les complications surviennent, c'est déjà trop tard, car elles sont alors irréversibles, réduisant l'espérance de vie et créant de multiples handicaps : les amputations sont dix fois plus fréquentes chez les diabétiques et le diabète est la première cause de cécité, d'insuffisance rénale et d'AVC. Or, il aurait suffi de simples règles d'hygiène de vie observées à temps pour enrayer la spirale de la chronicité, avec ses risques et ses contraintes à vie.

Tabagisme, génétique, obésité

Certains signes ne trompent pas ; encore faut-il les reconnaître pour être alerté et agir au plus tôt avec les meilleures chances de résultat. Les deux plus importants sont les plus faciles à repérer : avoir des diabétiques dans sa famille et/ou une tendance très nette à prendre du ventre. Sachant que le tour de taille ne doit pas dépasser 80 cm chez la femme et 94 cm chez l'homme, il suffit d'un mètre ruban pour être fixé ! Une prise excessive de poids lors des grossesses, des antécédents de diabète gestationnel et un enfant de plus de 4 kg à la naissance doivent aussi alerter, de même que de brusques accès de fatigue et de somnolence, voire de vrais malaises, à distance des repas, qui dénotent une hypoglycémie provoquée par une diminution du taux de glucose dans le sang, conséquence du dérèglement de la sécrétion d'insuline par le pancréas. Les apnées du sommeil sont souvent associées au diabète et à l'obésité, sans oublier que le risque est toujours accru par le tabagisme. Enfin, certaines ethnies sont plus particulièrement prédisposées, du fait de facteurs génétiques mais aussi de mauvaises habitudes de vie, notamment alimentaires, que l'on déplore de plus en plus du fait de la précarité accrue chez certaines populations, les jeunes notamment. Toutefois, en l'absence d'anomalie génétique dominante reconnue dans le diabète de type 2, le diagnostic ne saurait se fonder sur un test de dépistage génétique.

Indolore et fiable à 90%, la mesure du glucose sanguin est un examen extrêmement simple à partir d'une goutte de sang prélevée sur le bout du doigt. Une glycémie dépassant 1,25 g/l confirme le diabète et révèle un état prédiabétique lorsqu'elle se situe entre 1 g/l et 1,25 g/l. Des examens plus complets en laboratoire pourront parfaire le diagnostic. Il convient de réaliser ce test le plus tôt possible chez tous les sujets présentant des facteurs de risque et systématiquement après 45 ans. La précocité du diagnostic est le meilleur atout pour espérer maintenir, à long terme, le bénéfice des mesures hygiéno-diététiques.

Un problème de société

Éviter le diabète, c'est d'abord perdre du poids et changer de mode de vie, au prix d'une rupture avec la routine quotidienne, familiale et culturelle, alors que la santé passe souvent après d'autres soucis plus matériels et urgents. Mais rien ne sert d'interdire ni d'édicter des règles abstraites sans que la personne y trouve son compte, personnel, financier et social. Par exemple, plutôt que de parler de régime, le reconditionnement alimentaire, essentiel dans la prévention du diabète, doit plutôt reposer sur l'explication de règles diététiques modulables et conçues sur le long terme, en tenant compte du choix des aliments, bien sûr, mais aussi du fractionnement des repas à heures régulières dans une atmosphère calme et si possible conviviale, sans oublier un sommeil suffisant et un exercice physique régulier. C'est une question d'éducation, mais aussi de facilitation, par un accompagnement et des moyens adaptés, dont la responsabilité incombe aux professionnels de santé, mais aussi aux bénévoles et surtout à la collectivité nationale.

Nombreux sont les prédiabétiques qui s'ignorent. Or, à condition d'être informés et pris en charge, la majorité pourrait ne pas franchir le stade du prédiabète, uniquement avec une meilleure hygiène de vie, plus efficace et moins coûteuse à long terme que la prise d'antidiabétiques oraux, d'hypolipémiants ou d'antihypertenseurs, sans risques d'effets secondaires, comme le confirment plusieurs études internationales. Prévenir le diabète, c'est surtout penser la maladie comme un problème de société. Ne faisons pas de nos jeunes de nouveaux Indiens Pima, tous diabétiques pour être passés, en cinquante ans seulement en Amérique, du stade tribal au fast-food, puisque nous savons que ce sont la sédentarité, les boissons sucrées et alcoolisées, l'addiction au tabac, la pratique du «snacking» et l'excès de consommation de graisse dans les plats préparés qui font le lit du diabète.

Vocabulaire

diabétique	[djabetik] *adj.* 糖尿病的 *n.* 糖尿病患者	
prendre au sérieux	认真对待	
diabétologue	[djabetɔlɔg] *n.* 糖尿病专家	
fléau	[fleo] *n.m.* 灾害, 灾难	
enrayer	[ãrɛje] *vt.* 制止, 阻止	
rimer	[rime] *vi.* 并驾齐驱	

épidémique	[epidemik] *adj.* 流行的，传染的
sécrétion	[sekresjɔ̃] *n.f.* 分泌
insuline	[ɛ̃sylin] *n.f.* 胰岛素
pancréas	[pɑ̃kreas] *n.m.* 胰腺
surpoids	[syrpwa] *n.m.* 超重
survenir	[syrvənr] *vi.* 突如其来
résistant, e	[rezistɑ̃, a:t] *adj.* 抗……的，耐……的
sécréter	[sekrete] *v.t.* 分泌
sédentaire	[sedɑ̃tɛr] *adj.* 经常在家的，不常出门的
dialyse	[djaliz] *n.f.* 透析
rénal, ale	[renal] *adj.* 肾的
cécité	[sesite] *n.f.* 失明
amputation	[ɑ̃pytasjɔ̃] *n.f.* 截肢
dépister	[depiste] *v.t.* 检出
apparent, e	[aparɑ̃, ɑ̃:t] *adj.* 显眼的，明显的
spirale	[spiral] *n.f.* 螺旋
chronicité	[krɔnisite] *n.f.* 慢性
tabagisme	[tabagism] *n.m.* 吸烟
obésité	[ɔbezite] *n.f.* 肥胖
prendre du ventre	发胖，肚子大起来
mètre ruban	*n.m.* 卷尺
gestationnel, le	[ʒɛstasjɔnɛl] *adj.* 妊娠期的
somnolence	[sɔmnɔlɑ̃s] *n.f.* 昏昏欲睡；嗜睡
malaise	[malɛz] *n.f.* 身体不适，不舒服
dénoter	[denɔte] *v.t.* 表示，表明
hypoglycémie	[ipoglisemi] *n.f.* 低血糖，血糖过少
dérèglement	[derɛglmɑ̃] *n.m.* 不规则；失常，错乱
apnée	[apne] *n.f.* 呼吸暂停；窒息
accroître	[akrwatr] *v.t.* 增加，增长
ethnie	[ɛtni] *n.f.* 人种，种族
prédisposé, e	[predispoze] *adj.* 倾向……的

du fait de	*loc.prép.* 因为，由于
précarité	[prekarite] *n.f.* 脆弱性；不可靠，不稳定性
en l'absence de	*loc. adv.* 当……不在时
dominant, e	[dɔminã, ã:t] *adj.* 占优势的，主要的
se fonder sur	以……为依据，以……为基础
indolore	[ɛ̃dɔlɔr] *adj.* 不痛的
fiable	[fjabl] *adj.* 可靠的
glycémie	[glysemi] *n.f.* 血糖含量
prédiabétique	[predjabetik] *adj.* 糖尿病前期的 *n.* 糖尿病前 期患者
parfaire	[parfɛr] *v.t.* 使完善，使完美
précocité	[prekɔsite] *n.f.* 过早
hygiéno-diététique	[iʒjɛnodjetetik] *adj.* 保健营养的
au prix de	*loc.prép.* 以……为代价
édicter	[edikte] *v.t.* 颁布，公布，发布
trouver son compte	随便得到什么好处
reconditionnement	[rəkɔ̃disjɔnmã] *n.m.* 重调整
modulable	[mɔdylabl] *adj.* 可以调节的，可以调整的
tenir compte de	考虑到
fractionnement	[fraksjɔnmã] *n.m.* 分段
facilitation	[fasilitasjɔ̃] *n.f.* 便利，方便
incomber	[ɛ̃kɔ̃be] *v.t.indir.* 落到……身上
s'ignorer	[siɲɔre] *v.pr.* 无自知之明
prédiabète	[predjabɛt] *n.m.* 糖尿病前期
uniquement	[ynikmã] *adv.* 仅仅地，只
antidiabétique	[ãtidjabetik] *n.m.* 抗糖尿病药
hypolipémiant	[ipɔlipemjã] *n.m.* 降血脂药
antihypertenseur	[ãtiipɛrtãsoer] *n.m.* 抗高血压药
tribal, ale	[tribal] *adj.* 部落的
alcoolisé, e	[alkɔlize] *adj.* 酒精的
addiction	[adiksjɔ̃] *n.f.* 成瘾

snacking	[snakiŋ] *n.m.* 快餐
graisse	[grɛs] *n.f.* 脂肪
faire le lit de	*loc.v.* 使……的到来成为可能

Notes

1. Si rien n'est fait pour l'enrayer, diabétique rimera en France, comme partout dans le monde, avec épidémique.

   如果说为了抑制糖尿病的发展我们什么都没有做，将来在法国就像在全世界其他地方一样糖尿病会和流行病共存。rimer 本来是押韵的意思，这里可以理解为 aller de pair （并驾齐驱）的意思。

2. Nous passerons chez nous de 2 à plus de 3 millions sur cette même période, dont 90% de diabétiques de type 2 (DT2), ou diabète «gras», qu'il faut distinguer du diabète «maigre», de type 1, maladie de l'enfance et de l'adolescence due au défaut de sécrétion d'insuline par le pancréas, alors que, dû à l'âge mais surtout au surpoids et à une mauvaise hygiène de vie, le DT2 survient quand l'organisme est devenu résistant à l'insuline que continue pourtant à sécréter le pancréas.

   在将来，我们国家的糖尿病人数在同一时期将从两百万过渡到三百万，其中 90% 是 2 型糖尿病，或者叫肥胖糖尿病。要把这种糖尿病和消瘦型糖尿病即 1 型糖尿病区分开来。消瘦型糖尿病是小孩和青少年由于胰腺分泌胰岛素不足引起的。而 2 型糖尿病的出现是由于年龄特别是因为超重和不健康的生活方式引起的，当机体对胰腺一直分泌的胰岛素产生耐受时，2 型糖尿病就出现了。

3. Sachant que le tour de taille ne doit pas dépasser 80 cm chez la femme et 94 cm chez l'homme, il suffit d'un mètre ruban pour être fixé !

   由于腰围女人不能超过 80 厘米，男人不能超过 94 厘米，只需要有个卷尺心里就有数了。sachant que 这个连词短语就相当于 étant donné que，表示"由于，鉴于"的意思。être fixé 这里的意思是"明确的"。

4. Une prise excessive de poids lors des grossesses, des antécédents de diabète gestationnel et un enfant de plus de 4 kg à la naissance doivent aussi alerter, de même que de brusques accès de fatigue et de somnolence, voire de vrais malaises, à distance des repas, qui dénotent une hypoglycémie provoquée par une diminution du taux de glucose dans le sang, conséquence du dérèglement de la sécrétion d'insuline par le pancréas.

怀孕期间体重过度增长，有妊娠糖尿病既往史，小孩出生时体重超过 4 公斤都应该引起重视。同时突然的疲劳和犯困，甚至两顿饭间身体不舒服也要引起重视。这种不舒服表示血糖低，血糖低是由于血液中血糖含量减少引起的，是胰腺分泌胰岛素紊乱的结果。

5. Enfin, certaines ethnies sont plus particulièrement prédisposées, du fait de facteurs génétiques mais aussi de mauvaises habitudes de vie, notamment alimentaires, que l'on déplore de plus en plus du fait de la précarité accrue chez certaines populations, les jeunes notamment.

最后，有些人种由于基因因素和不好的生活习惯尤其是饮食习惯特别容易得糖尿病。由于这种病在某些人群(特别是年轻人)中增长的不稳定性，我们对这种不好的生活饮食习惯越来越感到惋惜。

6. Toutefois, en l'absence d'anomalie génétique dominante reconnue dans le diabète de type 2, le diagnostic ne saurait se fonder sur un test de dépistage génétique.

但是，在没有确定的 2 型糖尿病中起关键作用的基因异常，诊断不能基于基因检测。savoir 在条件式的否定句中做助动词，一般顺用否定词 ne，意思是"能够，会，可能"。

7. Mais rien ne sert d'interdire ni d'édicter des règles abstraites sans que la personne y trouve son compte, personnel, financier et social.

无论是个人的、金钱的或社会的，一个人在没有得到任何好处的情况下，禁止或颁布一些抽象的规则都是没有任何意义的。

8. Par exemple, plutôt que de parler de régime, le reconditionnement

alimentaire, essentiel dans la prévention du diabète, doit plutôt reposer sur l'explication de règles diététiques modulables et conçues sur le long terme, en tenant compte du choix des aliments, bien sûr, mais aussi du fractionnement des repas à heures régulières dans une atmosphère calme et si possible conviviale, sans oublier un sommeil suffisant et un exercice physique régulier.

比如说，与其说节食，不如讲讲对预防糖尿病有效的最基本的饮食调整，它应该建立在对从长远考虑可调整的营养原则的解释上，同时当然要考虑食物的选择，也要考虑在固定的时间分时间段吃饭，并在很安静的氛围，如果可能的话在很和睦的氛围下进行，同时不要忘记足够的睡眠和定期的体育运动。

Grammaire

I. 条件式过去时

1. 条件式过去时的构成

条件式过去时是由助动词 avoir 或 être 的条件式现在时加上过去分词构成的

Ex: J'aurais fait.

　　Elle serait partie.

　　Vous vous seriez assis.

　　Ils seraient venus.

2. 条件式过去时的用法

(1) 条件式过去时可以表示惋惜

　　Ex: J'aurais voulu prendre un verre avec Jade.

(2) 条件式过去时表示没有得到证实的信息，经常用在一些新闻里

　　Ex: Camille aurait demandé à sa fille de partir avec nous aux États-Unis.

(3) 表示语气的缓和，礼貌

　　Ex: J'ai perdu ma clé. Est-ce que vous l'auriez vue ?

(4) 表示惊讶，愤怒

　　Ex: Quoi ! Il y aurait encore eu un accident dans la rue Balard !

(5) 用在主句当中，和 si 引导的从句一起配合使用，表示过去未能实现的动作。

　　Ex: Si j'avais eu son numéro de téléphone, j'aurais pu le prévenir plus tôt.

(6) 条件式过去时就等于过去先将来时

　　Ex: Il a déclaré qu'il acheterait cette belle maison quand il aurait gagné assez d'argent.

II. que 引导的关系从句

1. 关系代词 que 在句子中做直接宾语，que 在元音和哑音 h 前变成 qu'

Ex: L'église que j'ai visitée hier avec mes enfants se trouve au pied de la montagne.

Le garçon que je voudrais vous présenter travaille dans une grande entreprise américaine.

2. 在 que 引导的关系从句中，时态是以 avoir 做助动词的复合过去时，过去分词和放在动词前的直接宾语配合。

Ex: Je vous montre les photos que nous avons prises en Corée du Sud l'année dernière.

Les pommes que j'ai achetées hier au supermarché sont délicieuses.

Exercices

I. Questions sur le texte

1. Combien de diabétiques y a-t-il sur terre ? Vont-ils augmenter dans les prochaines années ?

2. À quoi le diabète de type 1 est-il dû ? Et quelle est la cause du diabète de type 2 ?

3. Le diabète peut-il entraîner d'autres maladies ? Lesquelles ?

4. Pourquoi dit-on que la plupart des diabètes sont dépistés trop tardivement ?

5. Quels sont les signes les plus faciles à repérer pour diagnostiquer un diabète ?

6. Quels autres signes peuvent nous alerter en dehors des malades ayant des diabétiques dans leur famille ou bien encore la tendance très nette à prendre du ventre ?

7. Quel type d'examen se révèle très fiable dans le diagnostic du diabète ?

8. Comment faire pour éviter le diabète ?

9. Que faire pour ne pas franchir le stade du prédiabète ?

10. Une meilleure hygiène de vie est-elle plus efficace que les médicaments antidiabétiques ?

11. Pourquoi l'auteur dit-il que «prévenir le diabète, c'est surtout penser la maladie comme un problème de société » ? Expliquez cette citation sans paraphraser le texte.

Lecture

Le diabète de type 1 de l'enfant augmente

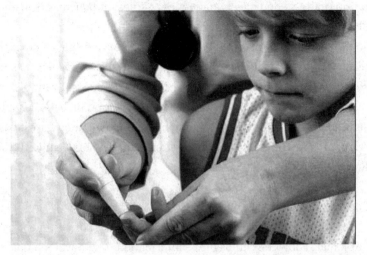

Le 2 août dernier, un enfant de 2 ans et demi est décédé à l'hôpital de Saint-Malo, après être arrivé aux urgences dans un état jugé préoccupant en raison d'un coma de début de diabète. Une enquête est en cours pour déterminer les causes exactes de la mort, mais ce qui est sûr, c'est que chaque année, en France, de 1 à 6 jeunes décèdent avant tout parce que leur diabète débutant a été diagnostiqué trop tard. Pourquoi passe-t-on parfois à côté du diagnostic initial ? «Un médecin généraliste, par exemple, ne verra qu'un ou deux cas débutant au cours de sa carrière, mais il ne doit pas passer à côté», remarque la Dr Carine Choleau, chargée des missions scientifiques au sein de l'association Aide aux jeunes diabétiques (AJD).

Il est vrai que le diabète de type 1, survenant plutôt chez l'enfant, est une maladie auto-immune à début brutal dix fois moins fréquente que le diabète de type 2, plus progressif et qui ne concerne en France, pour l'instant, que les adultes. Encore qu'aux États-Unis l'obésité infantile fait que les deux types de diabète sont désormais à égalité chez les enfants. Dans le diabète de type 1, le système immunitaire se dérègle et attaque les cellules du pancréas, l'organe abdominal profond chargé de la production d'insuline. Or, sans cette insuline, l'organisme ne parvient plus à stocker le sucre, qui reste dans le sang circulant en faisant des dégâts sur son passage, notamment sur les artères et les nerfs, avant d'être finalement éliminé dans l'urine. «Lorsque l'on a un diabète, cela ne signifie pas que l'on a trop de sucre, mais simplement qu'il n'est pas "rangé"», illustre le Dr Marc de Kerdanet, diabétologue au CHU de Rennes.

Pas d'explication

Le diabète de type 1 est souvent mal connu et, curieusement, ne fait jamais l'objet de campagnes d'information des pouvoirs publics. Il n'est pourtant pas si rare : 2700 nouveaux malades chaque année ; un quart d'entre eux ont moins de 5 ans, un tiers entre 5 et 10 ans. Ce qui étonne les pédiatres, considérant la baisse de fréquence de la plupart des maladies infantiles, c'est que, depuis une trentaine d'années, ce nombre croît régulièrement, d'un peu plus de 3% par an, sans explication concluante.

L'AJD a tiré la sonnette d'alarme mardi en présentant, lors d'une conférence de presse organisée avec le soutien du fabriquant de lecteurs de glycémies, LifeScan, les résultats d'une étude inédite. Celle-ci a été menée en 2010 dans près de 150 services de pédiatrie et regroupe 1300 jeunes de moins de 15 ans ayant débuté un diabète de type 1 cette année-là, autant de filles que de garçons.

Le résultat le plus troublant est que près de la moitié des enfants de moins de 15 ans qui arrivent à l'hôpital en commençant un diabète de type 1 sont déjà au stade d'une complication dite «acidocétose». Elle est même très avancée pour 15% d'entre eux et pour un quart des moins de 2 ans. «Lorsque le corps ne fabrique plus d'insuline, et donc ne parvient plus à faire des réserves de sucre, source d'énergie, il se met à fabriquer des corps cétoniques, une énergie de substitution», explique le Dr de Kerdanet. «Problème, ajoute-t-il, ces corps cétoniques sont très acides : on ne se sent pas bien, on est fatigué, nauséeux, on vomit et on tombe dans le coma.» C'était le cas de 6% des enfants lors de leur arrivée à l'hôpital.

Soif, fatigue, mal au ventre

Le plus dramatique, c'est que les signes précoces sont tout à fait repérables. Dans 97% des cas de l'étude AJD, les parents avaient effectivement remarqué que leur enfant s'était mis soudain à boire abondamment. «Quand les reins n'arrivent plus à retenir le sucre, celui-ci part dans l'urine et entraîne de l'eau avec lui», explique le Dr de Kerdanet. Résultat, l'enfant a très soif, boit énormément et urine beaucoup. S'il est petit, il peut aussi se remettre à faire pipi au lit. Une simple bandelette urinaire trempée dans les urines peut permettre le diagnostic en montrant le sucre qui s'y trouve. Encore faut-il penser au diabète. Parmi les autres symptômes possibles du diabète débutant : un enfant fatigué, qui perd du poids ou qui a mal au ventre.

Si ni l'Inpes, ni le ministère de la Santé, ni la Haute Autorité de santé n'organisent de campagne d'information sur le diagnostic du diabète de type 1, l'AJD en fait, elle, depuis 2010 à destination des familles et des professionnels de santé (www.diabete-france.net). D'autant que le diabète peut apparaître sans antécédent dans la famille, donc sans que personne y ait été sensibilisé au préalable.

Vocabulaire

coma	[kɔma] *n.m.*	昏迷
déterminer	[detɛrmine] *v.t.*	确定
débutant, e	[debytã, ã:t] *adj.*	开始的

initial, ale	[inisjal] *adj.* 开始的，最初的
passer à côté de	从……旁边经过
auto-immune	[otɔimyn] *adj.* 自身免疫的
encore que	尽管，虽然
être à égalité	相同
se dérégler	[səderegle] *v.pr.* 失常
abdominal, ale	[abdɔminal] *adj.* 腹部的
stocker	[stɔke] *v.t.* 贮存
dégât	[dega] *n.m.* 损坏，损害
urine	[yrin] *n.f.* 尿
curieusement	[kyrjøzmã] *adv.* 奇怪地
concluant, e	[kɔ̃klyã, ã:t] *adj.* 有说服力的，使人信服的
sonnette	[sɔnɛt] *n.f.* 铃
inédit, e	[inedi, -t] *adj.* 新的，新颖的
troublant, e	[trublã, ã:t] *adj.* 使困惑的，使烦恼的
acidocétose	[asidosetoz] *n.f.* 酮酸中毒
réserve	[rezɛrv] *n.f.* 储藏
corps	[kɔr] *n.m.* 体，物体
cétonique	[setɔnik] *adj.* 酮的
nauséeux, se	[nozeø, ø:z] *adj.* 恶心的，引起恶心的
dramatique	[dramatik] *adj.* 悲剧性的，严重的
repérable	[rəperabl] *adj.* 可以发现的
abondamment	[abɔ̃damã] *adv.* 大量地，丰富地
bandelette	[bãdlɛt] *n.f.* 细带子
urinaire	[yrinɛr] *adj.* 尿的
sensibiliser	[sãsibilize] *v.t.* 使敏感
au préalable	*loc.adv.* 事先，预先

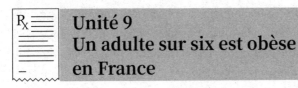

Unité 9
Un adulte sur six est obèse
en France

INFOGRAPHIE-L'excès de poids reste un problème de santé publique, notamment pour les risques cardio-vasculaires.

Passé 30 ans, plus d'un homme sur deux est en surpoids ou obèse (56,8%) en France. Avec deux sur cinq (40,9%), les femmes font un peu mieux. Ces conclusions d'une étude française parue dans le BEH (Bulletin épidémiologique hebdomadaire) rappellent que, malgré les vertus maintes fois célébrées de nos habitudes alimentaires, la France n'est pas exemplaire en matière de corpulence. «L'excès de poids reste une problématique de santé publique», résume l'un des auteurs, le Pr Sébastien Czernichow, chef du service de nutrition à l'Hôpital européen Georges-Pompidou(Paris).

Une comparaison européenne publiée la semaine dernière par Eurostat nous plaçait d'ailleurs en 10e position pour l'obésité, derrière la Roumanie, l'Italie ou la Suède, un tout petit mieux que la moyenne continentale. Obésité et surpoids sont des concepts définis internationalement à l'aide de l'indice de masse corporelle (IMC, calculé en divisant le poids en kilos par la taille en mètre au carré). Un IMC supérieur à 25 décrit l'entrée en surpoids ; l'obésité commence au-delà de 30.

Premières conclusions tirées d'une cohorte de 30.000 Français qui sera suivie pendant des années, les résultats du BEH-15,8% d'obésité chez l'homme, 15,6% chez la femme-sont délicats à replacer dans une tendance générale : les données plus anciennes disponibles pour la France (14,5% en 2009, 15% en 2012) portent sur une population plus jeune. «Or on sait que l'obésité augmente avec l'âge, ce qui fausse la comparaison», explique le Pr Jean-Michel Lecerf de l'institut Pasteur de Lille. Toutefois, et pour cette même raison, on était en droit d'attendre un taux d'obésité plus élevé chez les volontaires de la cohorte. «On peut donc avoir l'impression que la situation s'améliore un petit peu en France», analyse-il.

Les femmes sont davantage touchées quand elles sont jeunes

En termes de prévention, le travail publié cette semaine confirme des facteurs de risque connus. En premier lieu, l'âge : la proportion de personnes obèses double quasiment entre les trentenaires (environ 11%) et les sexagénaires (19%). Et si les femmes sont davantage touchées quand elles sont jeunes, elles sont rattrapées et dépassées à la cinquantaine par leurs compatriotes masculins. L'obésité se fait par ailleurs plus rare à mesure que les revenus augmentent : à moins de 1000 euros par mois, elle touche près d'un individu sur quatre. Au-delà de 4200 euros mensuels, ils sont moins d'un sur dix.

L'étude du BEH rappelle aussi que le surpoids s'accompagne en général d'un plus grand risque de maladie cardio-vasculaire (infarctus, AVC...) et de diabète. Mais le lien n'est pas systématique et une part non négligeable de personnes obèses se révèlent «métaboliquement saines». «Cela montre bien que l'IMC n'est pas un bon marqueur de risques cardio-vasculaires», explique Sébastien Czernichow. Mais attention : si ces personnes ne sont statistiquement pas surexposées au risque d'infarctus ou d'AVC, par exemple, le raisonnement ne s'étend pas aux autres pathologies liées à l'excès de poids : cancers, dépression, douleurs articulaires...

«Une maladie complexe»

À l'inverse, l'étude explore un facteur de risque cardio-vasculaire peu connu du grand public, mais fiable pour les experts : le tour de taille. Et le tableau n'est pas brillant : 41% des hommes et 48,5% des femmes dépassent le maximum recommandé (respectivement 94 et 80 cm). «Il est important de continuer à faire de la prévention contre l'obésité, mais il est aussi temps de ne plus mettre tout le monde dans le même sac, résume Jean-Michel Lecerf. Le discours habituel tend à rendre les personnes obèses responsables de leur santé. Or c'est une maladie complexe qui n'est pas due à la seule alimentation. Elle relève aussi de la génétique, de l'épigénétique, du stress ou encore des troubles du sommeil.»

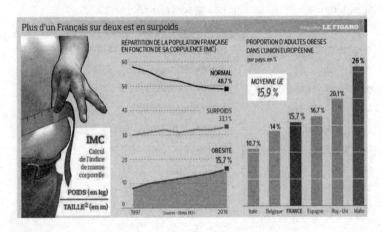

Plus d'un Français sur deux est en surpoids

Vocabulaire

obèse	[ɔbɛz] adj. 肥胖的 n. 肥胖的人
vertu	[vɛrty] n.f. 道德；美德；功效
maint, e	[mɛ̃, ɛ̃:t] adj. 许多，很多
exemplaire	[ɛgzãplɛr] adj. 作为模范的，作为榜样的
en matière de	loc.prép. 在……方面
corpulence	[kɔrpylãs] n.f. 肥胖
continental, ale	[kɔ̃tinãtal] adj. 大陆的
concept	[kɔ̃sɛpt] n.m. 观念，思想

indice	[ɛ̃dis] *n.m.* 指数；指标
masse	[mas] *n.f.* 人群，群众，大众
corporel, le	[kɔrpɔrɛl] *adj.* 肉体的，身体的
délicat, e	[delika, -t] *adj.* 微妙的；棘手的，难处理的
replacer	[rəplase] *v.t.* 重新放置
fausser	[fose] *v.t.* 曲解，歪曲；使错误，使出错
en droit de		有……的权利
en premier lieu	*loc. adv.* 首先，第一
quasiment	[kazimɑ̃] *adv.* 几乎，差不多
trentenaire	[trɑ̃tnɛr] *n.* 三十来岁的人
sexagénaire	[sɛksaʒenɛr] *n.* 六十来岁的人
à mesure que		随着，与……同时
négligeable	[negliʒabl] *adj.* 可以忽略的，可以忽视的
se révéler	[sərevele] *v.pr.* 显示，表现
métaboliquement	[metabɔlikmɑ̃] *adv.* 新陈代谢地
sain, e	[sɛ̃, ɛn] *adj.* 健康的
statistiquement	[statistikmɑ̃] *adv.* 按统计学观点
surexposer	[syrɛkspoze] *v.t.* 过度曝光
raisonnement	[rɛzɔnmɑ̃] *n.m.* 推理
à l'inverse	*loc.adv.* 相反
relever	[rəlve] *vt.indir.* 从属于，隶属于 *v.t.* 使重新站起；指出，注意
épigénétique	[epigenetik] *n.f.* 表征遗传学

Notes

1. Ces conclusions d'une étude française parue dans le BEH (Bulletin épidémiologique hebdomadaire) rappellent que, malgré les vertus maintes fois célébrées de nos habitudes alimentaires, la France n'est pas exemplaire en matière de corpulence.
发表在法国每周流行病公报上的研究结果提醒我们尽管我们饮食习惯的功效被多次赞扬，法国并不是肥胖方面的榜样。

2. Premières conclusions tirées d'une cohorte de 30.000 Français qui sera suivie pendant des années, les résultats du BEH-15,8% d'obésité chez l'homme, 15,6% chez la femme-sont délicats à replacer dans une tendance générale : les données plus anciennes disponibles pour la France (14,5% en 2009, 15% en 2012) portent sur une population plus jeune.

从 30000 个人一组的组群中得出了最初的结论，这 30000 个人被跟踪观察了很多年。法国每周流行病公报报告的结果（即男人中有 15.8% 的肥胖，女人中有 15.6% 的肥胖）很难放在一个总的趋势中。法国能够获得的更早的数据 (2009 年 14,5%，2012 年 15%) 针对的是比较年轻的人群。

3. «Or on sait que l'obésité augmente avec l'âge, ce qui fausse la comparaison», explique le Pr Jean-Michel Lecerf de l'institut Pasteur de Lille. Toutefois, et pour cette même raison, on était en droit d'attendre un taux d'obésité plus élevé chez les volontaires de la cohorte. «On peut donc avoir l'impression que la situation s'améliore un petit peu en France», analyse-il.

"但是，我们知道肥胖是随着年龄增长的，这样比较就会出现错误"。里尔巴斯德研究所的让—米歇尔·勒塞尔夫教授说。但是，正因为如此，我们当时应该看到在调查群组志愿者中更高的肥胖率。"因此我们可以认为在法国肥胖的情况是有一点点儿好转的"，他分析说。

4. Mais le lien n'est pas systématique et une part non négligeable de personnes obèses se révèlent «métaboliquement saines».

他们之间的关系也不是一尘不变的。一部分不能忽视的肥胖病人他们的新陈代谢表现完全正常。

5. Mais attention : si ces personnes ne sont statistiquement pas surexposées au risque d'infarctus ou d'AVC, par exemple, le raisonnement ne s'étend pas aux autres pathologies liées à l'excès de poids : cancers, dépression, douleurs articulaires…

但是注意：如果这些人在数字统计上并没有更倾向于得脑梗或脑血管意外，那么我们的推理就不能延伸到和体重超标有关的其他的病理, 如癌症、抑郁、关节疼。

6. Or c'est une maladie complexe qui n'est pas due à la seule alimentation.

Elle relève aussi de la génétique, de l'épigénétique, du stress ou encore des troubles du sommeil.»

然而，这是一个很复杂的病，它不仅仅由于饮食引起的，还有基因、表征遗传学、压力或者睡眠紊乱方面的原因。

Grammaire

I. 过去分词

1. 形式

(1) 第一组动词 结尾 -é parlé habité arrivé

(2) 第二组动词 结尾 -i fini choisi réussi

(3) 第三组动词

词根 +u connaître → connu

　　　　voir → vu

　　　　venir → venu

词根 +i　partir → parti

　　　　servir → servi

　　　　rire → ri

词根 +it écrire → écrit

　　　　conduire → conduit

　　　　dire → dit

词根 +is mettre → mis

　　　　prendre → pris

　　　　asseoir → assis

其他第三组动词

　　　　être → été

　　　　avoir → eu

　　　　ouvrir → ouvert

　　　　offir → offert

　　　　peindre → peint

　　　　mourir → mort

　　　　naître → né

　　　　faire → fait

2. 用法

(1) 和助动词 avoir 和 être 一起使用，构成复合时态。

 Ex: elle a parlé, il est sorti, il s'était trompé, etc

(2) 过去分词还可以构成被动语态

 Ex: Elle est invitée.

  Elle a été invitée.

(3) 过去分词经常单独使用，暗含助动词 être

A. 直接及物动词的过去分词一般表示被动意义。

 Ex: J'ai trouvé une chambre à louer dans un appartement habité
  par un vieux monsieur. (qui est habité par un vieux monsieur)

B. 以 être 为助动词的不及物动词，其过去分词表示发生在谓语的动词之前
 已经完成的动作，不表示被动。

 Ex: Sortie du métro, elle a rencontré un ancien copain du lycée.

  Arrivée à Paris, elle a téléphoné à ses parents.

C. 过去分词表示一个状态

 Ex: La star, entourée de ses amis, ont fêté son anniversaire.

(4) 复合过去分词

 助动词 avoir 或 être 的现在分词 + 过去分词

 分词式的复合形式表示发生于主句谓语动词之前已经完成的动作。助动
 词 être 经常省略。

 Ex: Les élèves, ayant obtenu une bonne note au coucours national
  entreront dans leur université idéale.

(5) 过去分词用于独立分词句

 过去分词有自己的主语，独立分词句用逗号和句子的其他部分分开，它
 表示时间或原因，助动词 être 经常省略。

 Ex: Son mari mort, elle viva difficilement avec ses enfants. (=Après
  que son mari fut mort...)

  La pluie ayant cessé, tout le monde a pu sortir pour se balader.

  (=Comme la pluie avait cessé...)

II. 表示相反意义的短语

在法语中，表示相反意义可以用连词短语，也可以用一些介词短语。

1. 表示相反意义的连词短语

(1) alors que

Ex: Il est petit alors que son frère est très grand.

(2) tandis que 表示对两者不同的确认

Ex: Mon fils aîné est très sportif tandis que l'autre aime toujours lire des livres dans la chambre.

(3) même si 表示相反意义和假设

Ex: Même s'il travaille beaucoup, il n'arrive pas à rattraper ses camarades.

(4) sauf que 表示有所保留

Ex: Son voyage en Italie s'est bien passé sauf qu'il a perdu son passeport.

2. 其他表示相反意义的短语

(1) 介词 + 名词

A. malgré, en dépit de

Ex: Il a accepté la mission malgré le danger.

En dépit des difficultés qu'elle a rencontrées, elle a réussi à s'en sortir.

B. contrairement à

Ex: Contrairement à sa sœur, il est intelligent.

(2) 介词 + 动词不定式。动词不定式和主要的动词主语一样

A. sans

Ex: Il a parti sans me dire au revoir.

B. au lieu de

Ex: Il m'attendait à la maison au lieu d'aller me chercher à l'aéroport.

C. loin de

Ex: Il est loin de battre le record.

3. avoir beau +inf

Ex: Vous avez beau dire. Il ne vous écoute pas.

4. 连接词

A. mais

　　Ex: Il n'est pas intelligent, mais il a un bon caractère.

B. quand même, tout de même 这两个词前面经常有 mais, 总是放在动
　　词后面

　　　Ex: Il n'a pas accompli sa mission. Mais son supérieur l'a récompensé
　　　　　quand même.

　　　Il avait beaucoup de travail mais il m'a aidé tout de même.

C. pourtant, cependant (多用在口语中)

　　Ex: Ma voiture est de nouveau en panne, pourtant je viens de la
　　　　faire réparer.

D. néanmoins, toutefois 表示有所保留

　　Ex: Il est très riche, néanmoins il n'est pas heureux.

E. en revanche, par contre 强调相反意义

　　Ex: Il est travailleur.En revanche son frère est paresseux.

　　　Je n'aime pas le porc, par contre j'aime beaucoup le bœuf.

F. seulement (用在口语中)

　　Ex: Vous pouvez venir chez moi n'importe quand, seulement
　　　　prévenez-moi à l'avance.

G. au contraire

　　Ex: Je n'aime pas le style à la mode.Au contraire, j'aime le style
　　　　traditionnel.

H. pour autant

　　Ex: Il travaille beaucoup, il n'a pas de bonnes notes pour autant.

I. or 引入一个新的内容，它改变了期望的结果

　　Ex: Il voulait continuer ses études ; or son père est mort d'un
　　　　accident, donc il a dû renoncé à ses études.

III. si 表示相反的意义

连词 si 可以表示相反的意义

　　Ex: Il a deux fils.Si l'un est très sportif et sociable, l'autre aime
　　　　toujours rester à la maison.

　　　Et si les femmes sont davantage touchées quand elles sont
　　　jeunes, elles sont rattrapées et dépassées à la cinquantaine.

Exercices

I. Questions sur le texte

1. Quel est le pourcentage des hommes en surpoids ou obèses en France? Et celui des femmes ?

2. Quel est le classement de la France concernant l'obésité selon une étude réalisée la semaine précédente par l'Eurostat ?

3. Quel est l'indicateur utilisé pour mesurer l'obésité et le surpoids ? (Comment mesure-t-on l'obésité et le surpoids ?)

4. Pourquoi dit-on dans l'article qu'on peut avoir l'impression que la situation s'améliore un petit peu en France ?

5. Quels sont les facteurs de risque qui pourraient entraîner l'obésité ?

6. Le surpoids s'accompagne de quel risque en termes de santé ?

7. Est-ce qu'il y a un lien systématique entre le surpoids, les maladies cardio-vasculaire et le diabète ?

8. Selon les experts, quel est le facteur de risque cardio-vasculaire peu connu du grand public ?

9. Pourquoi dit-on pour conclure que l'obésité est une maladie complexe ?

10. Donnez votre opinion : la situation de la Chine est-elle comparable à celle des pays européens en matières de surpoids et d'obésité ?

Lecture
Près d'un ado sur cinq en surpoids dès la classe de troisième

Les inégalités face à la santé restent fortes, au détriment des enfants d'employés ou d'ouvriers.

Les chiffres sont inquiétants. En 2017, 18% des adolescents en classe de troisième étaient en surcharge pondérale, dont 5% obèses. L'écart se creuse entre les garçons et les filles au détriment de ces dernières : en 2017, 20% des filles contre 17% des garçons étaient en surpoids, dont respectivement 5,4% et 4,7% obèses.

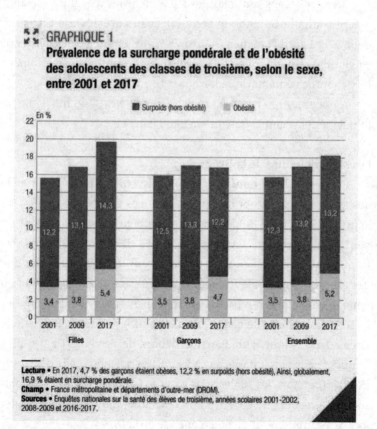

GRAPHIQUE 1

Prévalence de la surcharge pondérale et de l'obésité des adolescents des classes de troisième, selon le sexe, entre 2001 et 2017

Lecture • En 2017, 4,7 % des garçons étaient obèses, 12,2 % en surpoids (hors obésité), Ainsi, globalement, 16,9 % étaient en surcharge pondérale.
Champ • France métropolitaine et départements d'outre-mer (DROM).
Sources • Enquêtes nationales sur la santé des élèves de troisième, années scolaires 2001-2002, 2008-2009 et 2016-2017.

Et la tendance n'est guère encourageante, révèle l'enquête menée depuis une vingtaine d'années grâce au partenariat entre Santé publique France, le ministère de la Santé et les médecins et infirmiers de l'Éducation nationale. «Entre 2009 et 2017, les prévalences de la surcharge pondérale et de l'obésité sont en hausse, en particulier pour les filles (de 17% en 2009 à 20% en 2017)», peut-on lire dans le numéro d'août 2019 de la revue de la Direction de la recherche, des études, de l'évaluation et des statistiques (Drees), Études & Résultats.

«Ces évolutions sont marquées par de fortes inégalités sociales, notent Nathalie Guignon et ses deux coauteures, Marie-Christine Delmas et Laure Fonteneau. Ainsi, 24% des enfants d'ouvriers sont en surcharge pondérale et 8% sont obèses, contre respectivement 12% et 3% des enfants de cadres.»

«Concernant le repas du midi, 29% des élèves de troisième ne fréquentent la cantine que rarement ou jamais»

Les statisticiennes de la Drees

Évidemment, l'enquête s'est penchée sur les habitudes de vie des adolescents susceptibles d'expliquer ces écarts importants. On apprend ainsi que 69% des garçons prennent quotidiennement un petit déjeuner contre seulement 57% des filles. Autre exemple, la fréquentation de la cantine : «Concernant le repas du midi, 29% des élèves de troisième ne fréquentent la cantine que rarement ou jamais, cela concerne la moitié des élèves filles ou fils d'ouvrier et 16% des enfants de cadre», remarquent les statisticiennes de la Drees. La pratique d'un sport en dehors de l'école est aussi plus fréquente chez les enfants de cadres (84%) que chez ceux d'ouvriers (63%). «Toutefois, les adolescents issus de familles modestes ont plus souvent une activité sportive non encadrée, plus difficile à capter lors de l'entretien», lit-on dans l'analyse de la Drees.

La médecine scolaire en crise

Si le surpoids augmente, la situation s'améliore en revanche sur le front de la santé bucco-dentaire, puisque 68% des adolescents ont des dents indemnes de caries, contre 56% en 2009. Mais, là encore, les inégalités sociales de santé existent : «La proportion de ceux qui n'ont aucune dent cariée s'élève à 59% pour les enfants d'ouvriers, contre 77% pour ceux des cadres.»

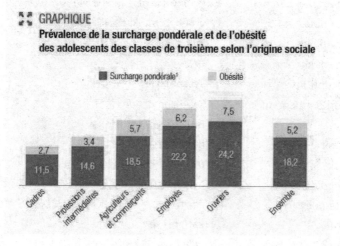

GRAPHIQUE
Prévalence de la surcharge pondérale et de l'obésité des adolescents des classes de troisième selon l'origine sociale

Idem pour la santé visuelle : dans les 925 collèges qui ont participé à l'enquête, «6% des adolescents présentent un trouble de la vision de loin» et 10% des enfants d'ouvrier ont un trouble de la vision non corrigé, contre 3 % des enfants de cadre.

Pendant ce temps, la médecine scolaire est en crise et subit de plein fouet l'indifférence du ministère de la Santé. On est par exemple passé de 1 400 médecins de l'Éducation nationale en 2006 à 1 000 en 2016. En 2017, l'Académie de médecine déplorait «le manque de pilotage, d'évaluation et de clarté pour la gouvernance, en particulier pour les missions des médecins et des infirmières».

Vocabulaire

au détriment de	*loc.prép.* 损害，不利于
inquiétant, e	[ɛ̃kjetɑ̃, ɑ̃:t] *adj.* 令人担忧的
écart	[ekar] *n.m.* 差距，差别，差异
se creuser	[səkrøze] *v.pr.* 形成
encourageant, e	[ɑ̃kuragɑ̃, ɑ̃:t] *adj.* 鼓舞人心的
révéler	[revele] *v.t.* 揭示
numéro	[nymero] *n.m.* (报刊等的) 期，号
graphique	[grafik] *n.m.* 图表，曲线图
statisticien, ne	[statistisjɛ̃, ɛn] *n.* 统计学家
se pencher sur	关注
susceptible	[sysɛptibl] *adj.* 可能的
quotidiennement	[kɔtidjɛnmɑ̃] *adv.* 每日，每天
issu, e	[isy] *adj.* 出身于……的
capter	[kapte] *v.t.* 收集
front	[frɔ̃] *n.m.* 前线，正面，前方
bucco-dentaire	[bykodɑ̃tɛr] *adj.* 牙齿与口腔的
indemne	[ɛ̃dɛmn] *adj.* 丝毫无损的，未受伤害的
carie	[kari] *n.f.* 龋
idem	[idɛm] *adv.* 同上
de plein fouet	猛烈地
pilotage	[pilɔtaʒ] *n.m.* 领导或管理
clarté	[klarte] *n.f.* 明白，明晰
gouvernance	[guvɛrnɑ:s] *n.f.* 国家事务的治理

Unité 10
Crash de la Germanwings : le secret médical refuse de céder au BEA

Un an après la tragédie, les médecins n'ont aucune intention de suivre l'avis des enquêteurs, qui dans leur rapport sur l'accident de l'A320, ont plaidé pour la levée du secret médical pour les pilotes présentant un danger.

Briser le secret médical «lorsque la santé d'un patient a de forts risques d'affecter la sécurité publique», prônait mi-mars le rapport du Bureau d'Enquête et d'Analyses (BEA) sur le drame de l'avion de la Germanwings, confirmant le scénario d'un crash volontaire le 24 mars 2015 dans les Alpes. Avec un argument simple : plusieurs médecins étaient informés des difficultés psychiatriques du pilote Andreas Lubitz, et leur intervention auprès des autorités compétentes aurait pu permettre d'empêcher la mort des 150 victimes du crash.

Mais n'en déplaise aux autorités aéronautiques, les médecins n'ont pas changé d'avis sur la question. «Le secret médical est général et absolu», expliquait déjà il y a un an au Figaro le Pr Jean-Marie Faroudja, président de la section éthique et déontologie au Conseil de l'Ordre des médecins. «Depuis, la réflexion s'est poursuivie, mais la position de l'Ordre n'a pas changé sur ce point et nos conclusions sont les mêmes, glisse-t-il aujourd'hui, un an exactement après le drame. Et c'est également la position des médecins allemands.»

«Quelques exceptions»

«Admis dans l'intimité des personnes, je tairai les secrets qui me seront confiés», prônait déjà Hippocrate, 400 ans avant Jésus-Christ.

«Aujourd'hui encore, le secret médical s'impose au médecin, non seulement ce que lui a confié son patient, mais aussi ce qu'il a vu, entendu ou compris», explique l'expert de l'Ordre. Une obligation prévue tant par le code de déontologie médicale (article 4) que par la loi (article R-4127-4 du Code de la santé publique), et qui ne souffre que «quelques exceptions prévues par la loi : obligation de déclarer les naissances et les décès, les coups et blessures, les accidents de travail», ajoute le Pr Faroudja. Tout en précisant que «le médecin est aussi un citoyen», et qu'à ce titre il «peut s'affranchir du secret s'il estime que son patient présente un danger grave et imminent» pour la sécurité d'autrui. «Mais son patient pourra se retourner contre lui et le médecin devra expliquer au tribunal pourquoi il a jugé que son devoir était de rompre le secret.» Le code pénal (article 226-13) prévoit ainsi que «la révélation d'une information à caractère secret par une personne qui en est dépositaire soit par état ou par profession, soit en raison d'une fonction ou d'une mission temporaire, est punie d'un an emprisonnement et de 15.000 euros d'amende».

Remettre en cause ce sacro-saint principe ne serait donc pas la solution. «Sans le secret, le patient risquerait de ne pas se confier au médecin, surtout si le bavardage de celui-ci peut lui être préjudiciable, avertit Jean-Marie Faroudja. Et puis si on le supprime pour les pilotes d'avion, pourquoi pas pour les chauffeurs de bus, voire pour tous les conducteurs individuels?» D'aucuns ont suggéré que le contrat de travail des pilotes prévoie la rupture du secret, mais «ce n'est pas possible car même le patient n'a pas le pouvoir de délier le médecin de cette obligation», explique le Pr Faroudja.

Vocabulaire

crash   [kraʃ] *n.m.* 飞机坠毁
Germanwings   德国之翼

plaider pour		为……辩护
levée	[ləve] *n.f.*	取下，揭去
briser	[brize] *v.t.*	打破，打碎
prôner	[prone] *v.t.*	吹嘘；宣扬
compétent, e	[kɔ̃petɑ̃, ɑ̃:t] *adj.*	管辖的，主管的
n'en déplaise à qn		(讽) 尽管某人不乐意
section	[sɛksjɔ̃] *n.f.*	组，科，室
déontologie	[deɔ̃tɔlɔʒi] *n.f.*	职业道德
position	[pozisjɔ̃] *n.f.*	立场，见解
admettre	[admɛtr] *v.t.*	允许
intimité	[ɛ̃timite] *n.f.*	亲密
taire	[tɛr] *v.t.*	不讲，不说
Hippocrate	[ipɔkrat]	希波克拉底
avant Jésus-Christ		公元前
s'imposer	[sɛ̃poze] *v.pr.*	成为必要
tant...que...		和……一样
code	[kɔd] *n.m.*	准则
souffrir	[sufrir] *v.t.*	容许，允许
coup	[ku] *n.m.*	打，击
s'affranchir	[safrɑ̃ʃir] *v.pr.*	摆脱，解除
imminent, e	[iminɑ̃, ɑ̃:t] *adj.*	紧迫的，急迫的
se retourner contre qn		转而反对某人
rompre	[rɔ̃pr] *v.t.*	打破，打碎
pénal, ale	[penal] *adj.*	刑事的
révélation	[revelasjɔ̃] *n.f.*	泄漏，揭露
dépositaire	[depozitɛr] *n.*	受托人，保管人
état	[eta] *n.m.*	身份
emprisonnement	[ɑ̃prizɔnmɑ̃] *n.m.*	监禁
sacro-saint, e	[sakrosɛ̃, ɛ̃:t] *adj.*	神圣不可侵犯的
se confier	[səkɔ̃fje] *v.pr.*	吐露隐情，说真心话
préjudiciable	[preʒydisjabl] *adj.*	有损害的，不利的
délier	[delje] *v.t.*	使解除 (约束，义务等)

Notes

1. Mais n'en déplaise aux autorités aéronautiques, les médecins n'ont pas changé d'avis sur la question.

   尽管相关当局并不高兴，医生们对待这个问题的态度并没有变。

2. «Admis dans l'intimité des personnes, je tairai les secrets qui me seront confiés», prônait déjà Hippocrate, 400 ans avant Jésus-Christ.

   公元前 400 年希波克拉底已经这样宣扬："被允许知道别人的隐私，我将不会泄露别人告诉我的秘密。"

3. Une obligation prévue tant par le code de déontologie médicale (article 4) que par la loi (article R-4127-4 du Code de la santé publique), et qui ne souffre que «quelques exceptions prévues par la loi : obligation de déclarer les naissances et les décès, les coups et blessures, les accidents de travail», ajoute le Pr Faroudja.

   这个不但是医学伦理规定的责任也是法律规定的责任，法鲁贾教授说："它只有几个法律规定的特例：宣布出生和死亡，不幸和受伤，工作事故的义务。"

4. Remettre en cause ce sacro-saint principe ne serait donc pas la solution. «Sans le secret, le patient risquerait de ne pas se confier au médecin, surtout si le bavardage de celui-ci peut lui être préjudiciable, avertit Jean-Marie Faroudja.

   重新质疑这个神圣不可侵犯的原则可能也不是解决的办法。"不能保守秘密，病人可能不会再把自己的心里话说给医生听，特别是当医生的聊天对病人来说有害。"让－玛丽·法鲁贾提醒大家说。

Grammaire

I. ne...que 句型

ne...que 表示一种限制

    Ex: Je n'aime que le vin rouge.

        Ce n'est qu'un enfant de 6 ans.

        Elle ne fait des achats que dans les grands magasins.

Ce magasin n'est fermé que le dimanche.

Il ne se lève qu'à 10 heures le dimanche.

Vous n'avez qu'à réchauffer ses aliments surgelés.

II. 由 que 引导的从句

que 引导的补语从句用直陈式

当主句表达声明、肯定、确认、确信时，引导的补语从句用直陈式。

1. 动词后加 que 引导的补语从句

Ex: On annonce que le maire fera un discours dans le restaurant des Lemoine.

Je pense que c'est une bonne idée.

2. 无人称结构后加 que 引导的补语从句

Ex: Il paraît qu'il a monté une boutique au centre ville.

3. 形容词后加 que 引导的补语从句

Ex: Je suis sûr qu'ils vont arriver à leur but.

4. 名词后加 que 引导的补语从句

Ex: Elle avait l'impression que ses camarades ne l'aimaient pas .

Le problème est que je n'ai pas beaucoup d'argent.

5. 副词后加 que 引导的补语从句

Ex: -As-tu réservé les billets ? –Bien sûr que je l'ai fait !

-Il fait beau aujourd'hui. Peut-être qu'on pourra faire du vélo autour du lac cet après-midi.

注意: 当我们想表达可能或猜测的时候，我们可以用条件式来代替直陈式。

Ex: Je crois qu'un bouquet de fleurs lui fera très plaisir. (直陈式表示确信)

Je crois qu'un bouquet de fleurs lui ferait très plaisir. (条件式表示假设)

III. ce + 关系代词的用法

1. ce 的意义是不确定的

Ex: Il m'a raconté tout ce qui s'était passé.

Il demande à son ami ce qui est écrit sur cette affiche.

Choisis ce que tu veux comme dessert.

Ce dont elle a parlé ne m'intéresse pas du tout.

2. ce 可以代替前面的一个句子

Ex: Les Duval nous ont invités à dîner ce soir, ce qui nous fait très plaisir.

Il va quitter son poste, ce que je trouve dommage.

Marc ne respecte pas son patron, ce pour quoi il a été licencié.

Exercices

I. Questions sur le texte

1. Selon le rapport du Bureau d'Enquête et d'Analyses, dans quelles circonstances devrait-on briser le secret médical ?

2. Concernant le drame de l'avion de la Germanwings, quel est l'argument du Bureau d'Enquête et d'Analyses sur la révélation du secret médical du pilote Andreas Lubitz ?

3. Pourquoi est-ce que les médecins n'ont pas changé d'avis face à/ malgré la pression des autorités aéronautiques ?

4. Est-ce que le secret médical ne comprend que ce que le patient a confié au médecin ? Ou bien la notion est-elle plus large ?

5. Dans quel cas de figure est-ce que le médecin peut révéler le secret médical ?

6. Selon le code pénal, quelle est la punition pour la révélation d'une information à caractère secret par une personne qui en est dépositaire ?

7. Que se passerait-il si l'on décidait de briser le secret médical ?

8. Donnez votre avis : êtes-vous favorable à la rupture du secret médical dans certains cas précis, ou pour certaines professions ?

Lecture

Crash de l'A320 : «Le secret médical est général et absolu»

A mesure des révélations sur la fragilité psychologique d'Andreas Lubitz, certains s'interrogent : son médecin aurait-il dû avertir ses employeurs ? Le Dr Jean-Marie Faroudja, président de la section éthique et déontologie au Conseil de l'Ordre des médecins, nous explique pourquoi, en France, le secret médical est inviolable.

LE FIGARO.-Le secret médical a-t-il des limites ?

Pr Jean-Marie FAROUDJA. - Le secret médical est général et absolu, même après le décès du patient. Seules certaines dérogations sont prévues par la loi : obligation de déclarer les naissances et les décès, les coups et blessures, les accidents de travail, etc. Si le patient souffre d'une infection contagieuse ou si son état est susceptible de causer un accident (par exemple, des troubles visuels incompatibles avec la conduite), son médecin doit tout faire pour le convaincre de prendre les mesures nécessaires. Mais en aucun cas il ne peut s'affranchir du secret médical et délivrer à l'entourage ou l'administration les informations sensibles dont il dispose. Le patient lui-même ne peut pas le délier de cette obligation.

Le médecin peut-il parfois s'affranchir de cette obligation ?

Il existe une tolérance si le médecin est intimement convaincu que son patient est dangereux et présente un danger immédiat. Ainsi, si le patient lui dit : «J'ai un pistolet chargé et je vais tuer mon employeur», le médecin est autorisé à déroger au secret médical et à informer la justice. Mais son patient pourra alors se retourner contre lui, et le médecin devra expliquer au tribunal pourquoi il a jugé, en son âme et conscience, qu'il était de son devoir de déroger à l'obligation de secret.

Pourquoi le secret médical est-il si important ?

La confiance du patient en son médecin doit être absolue, comme elle l'est avec un prêtre dans le cadre de la confession. Si le médecin est susceptible de révéler aux proches, à l'employeur, etc. les choses dites en consultation, le patient risque de ne pas venir et de ne pas être pris en charge. Ce qui serait la pire des situations.

Vocabulaire

à mesure de	*loc.prép*. 随着	
fragilité	[fraʒilite] *n.f.* 脆弱，虚弱	
inviolable	[ɛ̃vjɔlabl] *adj.* 不侵犯的	
dérogation	[derɔgasjɔ̃] *n.f.* 违背，可违反	
contagieux, se	[kɔ̃taʒjø, øːz] *adj.* 传染性的	
incompatible	[ɛ̃kɔ̃patibl] *adj.* 不相容的，不可调和的	
conduite	[kɔ̃dɥit] *n.f.* 驾驶	
délivrer	[delivre] *v.t.* 传达	
intimement	[ɛ̃timmɑ̃] *adv.* 由衷地；深刻地；密切地，紧密地；亲密地	
pistolet	[pistɔlɛ] *n.m.* 手枪	
chargé, e	[ʃarʒe] *adj.* 载荷的，有负载的	
déroger	[derɔʒe] *v.t.indir.* 违背，违反	
en son âme et conscience	凭良心说	
prêtre	[prɛtr] *n.m.* 神甫	
dans le cadre de	在……范围内	
confession	[kɔ̃fɛsjɔ̃] *n.f.* 忏悔	

Unité 11
Signaux d'alerte, diagnostic, traitement...
5 choses à savoir sur le cancer colorectal

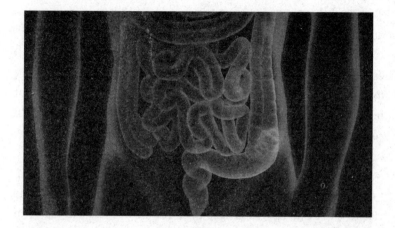

En France, toutes les personnes de plus de 50 ans sont invitées chaque année à réaliser un dépistage, mais seuls 30% des Français de cette classe d'âge y participent.

Les cancers du côlon et du rectum touchent environ 43.000 personnes chaque année.

En 2018, 43.246 nouveaux cas de cancers du côlon et du rectum se sont déclarés, plaçant cette maladie au troisième rang des cancers en France. Selon l'Institut national du cancer (INCa), le nombre de cancers colorectaux devrait atteindre 45.000 nouveaux cas annuels en 2020. «La plupart du temps, tout commence par l'apparition de polypes sur les parois internes du côlon ou du rectum, précise le Pr Frédéric Bretagnol, médecin en chirurgie viscérale et digestive à l'hôpital Beaujon à Clichy. D'abord bénins, ils se transforment, quelquefois au bout de dix ans, en polypes cancéreux.»

Nul ne sait expliquer, pour l'instant, pourquoi ces excroissances charnues, baptisées polypes adénomateux, dégénèrent. Mais plus ils sont détectés tôt, plus efficace est la prise en charge. La France a mis en place un programme national de dépistage à partir de 50 ans, dans le but de réduire la mortalité (17.000 décès chaque année). Seuls 30% des Français de 50 à 74 ans y participent et c'est une perte de chance.

Aujourd'hui, la survie des patients atteints de cancer colorectal est de 63%. Elle est de 63% à cinq ans et de 52% à dix ans. Pourtant, lorsque ce cancer est pris en charge suffisamment tôt, «on obtient jusqu'à 90% de guérison», insiste le Pr Michel Ducreux, chef du service d'oncologie digestive à l'institut Gustave-Roussy, à Villejuif.

1. Quels facteurs de risque ?

Trop d'alcool et de viande rouge, alimentation trop grasse, tabagisme, sédentarité, surpoids ou obésité : certains facteurs de risque sont évitables. D'autres sont, en revanche, inéluctables, tel un antécédent personnel de cancer ou de polypes au niveau du côlon, ou des antécédents familiaux de cancers colorectaux (parents, frères et sœurs).

Les personnes souffrant de la maladie de Crohn ou de rectocolite hémorragique (inflammations chroniques du système digestif) ont aussi un risque augmenté. Enfin, les patients atteints du syndrome de Lynch ou de polypose adénomateuse familiale (présence de milliers de polypes), dus à des mutations génétiques spécifiques, ont un risque très élevé, de l'ordre de 80 à 100%, de souffrir d'un cancer colorectal.

2. Quels signaux d'alerte ?

Des épisodes prolongés de diarrhée ou de constipation, des ballonnements, douleurs abdominales, une fatigue inexpliquée, une perte de poids et la présence de sang dans les selles, doivent amener à consulter son généraliste. Ils ne sont pas spécifiques au cancer du côlon, mais le médecin s'en assurera en prescrivant une coloscopie, qui consiste à introduire une sonde via l'anus pour examiner tout le côlon ainsi que le rectum, à la recherche de polypes. Souvent pratiquée sous anesthésie générale, elle nécessite une préparation assez contraignante : suivre un régime sans fibre et boire deux fois deux litres d'un liquide laxatif salé pour nettoyer complètement le côlon.

(*Le Figaro*)

En l'absence de symptômes, des coloscopies de surveillance sont prescrites aux personnes à risque moyen (antécédents personnels et familiaux, maladies de Crohn, rectocolite hémorragique) ou élevé (syndrome de Lynch).

Mais tout le monde est invité au dépistage à partir de l'âge de 50 ans. Le test immunologique, qui a remplacé l'Hémoccult, permet de repérer 70 à 80% des cas. Il consiste à rechercher du sang occulte dans les selles. Cinq pour cent des tests se révèlent positifs et nécessitent un examen complémentaire pour savoir s'il s'agit d'un cancer (une fois sur deux environ).

3. Comment se fait le diagnostic ?

«La coloscopie est l'examen de référence pour diagnostiquer un cancer du côlon», précise le Pr Frédéric Bretagnol. Il permet de détecter des polypes avant qu'ils ne deviennent cancéreux ou des lésions de très petites tailles qui peuvent être retirées. En cas de lésions plus importantes, on prélève une partie de la tumeur pour l'analyser (biopsie). Si elle se révèle cancéreuse, l'examen est complété pour évaluer l'étendue du cancer.

«Le scanner thoraco-abdo-pelvien nous aide à préciser l'extension et la localisation de la tumeur, ainsi que la présence d'éventuelles métastases dans le foie et les poumons», explique le chirurgien. Un dosage sanguin de l'antigène carcino-embryonnaire (ACE) est aussi utile : l'augmentation de cette protéine indique la présence de cellules cancéreuses localisées ou de métastases.

Pour le cancer du rectum, deux autres examens d'imagerie médicale sont proposés pour un bon diagnostic. Une imagerie par résonance magnétique (IRM) rectale et une échographie endorectale déterminent le stade de la tumeur. «Ces deux examens permettent d'évaluer le degré d'infiltration de la tumeur dans la paroi ainsi que la présence de ganglions suspects, précise le Pr Frédéric Bretagnol. Ils sont donc précieux pour établir ensuite la stratégie thérapeutique la plus adaptée.»

4. Quels traitements ?

Ils ont beaucoup évolué avec les progrès de la chirurgie et de la chimiothérapie et le développement des thérapies ciblées pour traiter les stades métastatiques. «Le premier traitement reste chirurgical et consiste à enlever la partie du côlon où se trouve la tumeur», précise le Pr Michel Ducreu. Suivant la localisation de la tumeur, l'intervention se fait soit par laparotomie (en ouvrant l'abdomen), soit par cœlioscopie (ventre fermé). Le chirurgien effectue plusieurs incisions pour y insérer une caméra et les instruments chirurgicaux.

Si les examens préopératoires ont signalé la présence de métastases, un traitement par chimiothérapie néo-adjuvante (c'est-à-dire avant l'intervention chirurgicale) est proposé afin de les faire régresser. Puis, l'opération est programmée. Pour les cancers localisés, la chirurgie peut suffire. Mais si la tumeur est agressive, si des ganglions sont atteints ou en cas de métastases, les médecins préconisent un traitement par chimiothérapie (5-fluoro-uracile, irinotécan, capécitabine, oxaliplatine...) combinée parfois à une immunothérapie comprenant des anticorps monoclonaux, des médicaments qui freinent la croissance de la tumeur en l'empêchant de se développer (bévacizumab, cétuximab, panitumumab).

En cas de cancer du rectum, la stratégie thérapeutique

n'est pas tout à fait la même. «Une radiothérapie associée à une chimiothérapie est proposée pendant un mois, la radiothérapie potentialisant les effets de la chimiothérapie, explique le Pr Bretagnol. Puis nous attendons trois mois avant de passer à la chirurgie. Pour les patients, ce délai est souvent incompréhensible, mais il est capital : la radiochimiothérapie fait fondre la tumeur, il est donc important d'attendre qu'elle ait donné le maximum de ses effets avant d'opérer.»

Une fois la partie atteinte enlevée, le chirurgien procède à une anastomose ou abouchage : il reconnecte la partie du rectum qui a été conservée au côlon. Quand la cicatrice est très près de l'anus et que les selles ne peuvent plus être évacuées par les voies naturelles, une stomie temporaire est pratiquée : l'intestin est relié directement à la peau de l'abdomen, et les matières fécales s'écoulent dans une poche fixée sur le ventre.

Même si la majorité de ces stomies sont désormais provisoires, elles restent traumatisantes pour beaucoup de patients. Des stomathérapeutes, infirmières spécialisées dans l'aide des patients ayant une stomie, sont présentes dans certains services hospitaliers.

5. Quel suivi ?

Après l'intervention, les examens anatomopathologiques permettent de s'assurer que tout le cancer a bien été enlevé. Un prélèvement du tissu lymphatique autour de la tumeur (curage ganglionnaire) vérifie la présence de cellules tumorales dans les ganglions. Si c'est le cas, même si elles ont été enlevées lors de l'intervention, une chimiothérapie adjuvante (deux cures par mois pendant six mois) est proposée.

Les patients sont ensuite surveillés tous les trois mois pendant deux ans, tous les six mois pendant trois ans, puis tous les ans. Objectif : accompagner les patients dans leur vie quotidienne (alimentation, soucis digestifs) mais aussi dépister une éventuelle récidive.

Vocabulaire

côlon	[kolɔ̃] *n.m.*	结肠
rectum	[rɛktɔm] *n.m.*	直肠
polype	[pɔlip] *n.m.*	息肉
viscéral, ale	[viseral] *adj.*	内脏的
digestif, ve	[diʒɛstif, iːv] *adj.*	消化的
bénin, igne	[benɛ̃, niɲ] *adj.*	轻微的，良性的
se transformer	[sətrɑ̃sfɔrme] *v.pr.*	变化，转化
cancéreux, se	[kɑ̃serø, øːz] *adj.*	癌症的
excroissance	[ɛkskrwasɑ̃s] *n.f.*	赘生物
charnu, e	[ʃarny] *adj.*	肉质的
adénomateux, se	[adenɔmatø, øːz] *adj.*	腺瘤的
dégénérer	[deʒenere] *vi.*	退化
détecter	[detɛkte] *v.t.*	检测
survie	[syrvi] *n.f.*	生存
oncologie	[ɔ̃kɔlɔʒi] *n.f.*	肿瘤学
inéluctable	[inelyktabl] *adj.*	不可避免的
Crohn		克罗恩病
rectocolite	[rɛktokɔlit] *n.f.*	直肠结肠炎
hémorragique	[emɔraʒik] *adj.*	出血的
Lynch		遗传性非息肉病性结直肠癌
polypose	[pɔlipoz] *n.f.*	息肉
de l'ordre de	*loc. prép.*	差不多等于
constipation	[kɔ̃stipasjɔ̃] *n.f.*	便秘
ballonnement	[balɔnmɑ̃] *n.m.*	腹气胀
inexpliqué, e	[inɛksplike] *adj.*	没有解释清楚的
s'assurer	[sasure] *v.pr.*	查实；取得，谋得
coloscopie	[kɔlɔskɔpi] *n.f.*	内窥镜结肠检查
contraignant, e	[kɔ̃trɛɲɑ̃, ɑ̃ːt] *adj.*	强制的，强迫的
fibre	[fibr] *n.f.*	纤维
laxatif, ve	[laksatif, iːv] *adj.*	轻泻的

Hémoccult [emɔky] 潜血检验

occulte [ɔkylt] *adj.* 隐藏的

thoraco-abdo-pelvien [tɔrakoabdɔpɛlvjɛ̃] *adj.* 胸腹部及骨盆的

métastase [metastɑz] *n.f.* 转移

dosage [dozaʒ] *n.m.* 定剂量

antigène [ɑ̃tiʒɛn] *n.m.* 抗原

carcino-embryonnaire [karsinoɑ̃brijɔnɛr] *adj.* 癌胚的

imagerie [imaʒri] *n.f.* 图片

rectal, ale [rɛktal] *adj.* 直肠的

endorectal, ale [ɑ̃dɔrektal] *adj.* 直肠内的

thérapie [terapi] *n.f.* 治疗

métastatique [metastatik] *adj.* 转移的

laparotomie [laparɔtɔmi] *n.f.* 剖腹术

incision [ɛ̃sizjɔ̃] *n.f.* 切开，割开

insérer [ɛ̃sere] *v.t.* 插入，放入，嵌入

préopératoire [preɔperatwar] *adj.* 手术前的

néo-adjuvant, e [neɔ-adʒyvɑ̃, ɑ̃:t] *adj.* 新辅药的

régresser [regrɛse] *v.i.* 倒退，退步；下降；退化

programmer [prɔgrame] *v.t.* 计划

5-fluoro-uracile [sɛ̃kflyorɔyrasil] 5 氟尿嘧啶

irinotécan [irinɔtekɑ̃] 爱莱诺迪肯

capécitabine [kapesitabin] *n.f.* 卡培他滨

oxaliplatine [ɔksaliplatin] *n.f.* 奥沙利铂

monoclonal, ale [mɔnoklɔnal] *adj.* 单克隆的

bévacizumab [bevasizymab] *n.m.* 安维汀

cétuximab [setyksimab] 西妥昔单抗

panitumumab [panitymymab] 帕尼单抗

potentialiser [pɔtɑ̃sjalize] *v.t.* 增强

incompréhensible [ɛ̃kɔ̃preɑ̃sibl] *adj.* 不可思议的，不可理解的

capital, ale [kapital] *adj.* 首要的，最重要的

radiochimiothérapie [radjoʃimjoterapi] *n.f.* 放化疗

anastomose	[anastɔmoːz] *n.f.*	吻合术
abouchage	[abuʃaʒ] *n.m.*	接合
reconnecter	[rəkɔnɛkte] *v.t.*	重新连接
cicatrice	[sikatris] *n.f.*	疤痕，伤疤
évacuer	[evakЧe] *v.t.*	排泄
stomie	[stɔmi] *n.f.*	医学改道
intestin	[ɛ̃tɛstɛ̃] *n.m.*	肠
abdomen	[abdɔmɛn] *n.m.*	腹部
fécal, ale	[fekal] *adj.*	粪便的
s'écouler	[sekule] *v.pr.*	流出，淌出
traumatisant, e	[tromatizɑ̃, ɑ̃ːt] *adj.*	使受创伤的
stomathérapeute	[stɔmaterapøt] *n.f.*	造口术后护理师
anatomopathologique	[anatɔmɔpatɔlɔʒik] *adj.*	解剖病理学的
lympathique	[lɛ̃patik] *adj.*	淋巴的
tumoral, ale	[tymɔral] *adj.*	肿瘤的
adjuvant, e	[adʒyvɑ̃, ɑ̃ːt] *adj.*	辅佐的
cure	[kyr] *n.f.*	疗法，治疗

Notes

1. Nul ne sait expliquer, pour l'instant, pourquoi ces excroissances charnues, baptisées polypes adénomateux, dégénèrent.

   目前没有人能解释为什么这种被叫做腺瘤息肉的肉质赘生物退化了。nul 这里做代词是没有一个人的意思，比如 Nul n'est censé ignorer la loi 谁也不能无视法律。

2. Trop d'alcool et de viande rouge, alimentation trop grasse, tabagisme, sédentarité, surpoids ou obésité : certains facteurs de risque sont évitables. D'autres sont, en revanche, inéluctables, tel un antécédent personnel de cancer ou de polypes au niveau du côlon, ou des antécédents familiaux de cancers colorectaux (parents, frères et sœurs).

   饮酒过量，吃太多的红肉，饮食过于油腻，抽烟，久坐，超重或肥胖：

某些危险因素是可以避免的，相反，另外一些因素是不可避免的。比如结肠癌症病史或结肠息肉病史，或者结直肠癌的家族病史。（父母，兄弟和姐妹）。certains... d'autres... 经常一起连用，是"某些……另外一些……"的意思。

3. Enfin, les patients atteints du syndrome de Lynch ou de polypose adénomateuse familiale (présence de milliers de polypes), dus à des mutations génétiques spécifiques, ont un risque très élevé, de l'ordre de 80 à 100%, de souffrir d'un cancer colorectal.

最后，有遗传性非息肉病性结直肠癌综合症或家族腺瘤息肉的病人（有上千的息肉），因为基因的特殊突变有很高的患结肠癌的风险（差不多80%到100%）。

4. Ils ne sont pas spécifiques au cancer du côlon, mais le médecin s'en assurera en prescrivant une coloscopie, qui consiste à introduire une sonde via l'anus pour examiner tout le côlon ainsi que le rectum, à la recherche de polypes.

这些症状不是结肠癌特有的，但是医生为了确认是结肠癌会给病人开一个内窥镜结肠检查，这个检查就是在肛门里塞进一个探头来检查整个结肠和直肠里是否有息肉。

5. Mais si la tumeur est agressive, si des ganglions sont atteints ou en cas de métastases, les médecins préconisent un traitement par chimiothérapie (5-fluoro-uracile, irinotécan, capécitabine, oxaliplatine...) combinée parfois à une immunothérapie comprenant des anticorps monoclonaux, des médicaments qui freinent la croissance de la tumeur en l'empêchant de se développer (bévacizumab, cétuximab, panitumumab).

如果肿瘤是侵蚀性的，如果淋巴结也出现了肿瘤或肿瘤在转移，医生就会主张化疗，(5氟尿嘧啶，爱莱诺迪肯，卡培他滨，奥沙利铂……) 有时候会结合单克隆的抗生素的免疫疗法，这种疗法会阻止肿瘤的生长（这些药有阿维汀、西妥昔单抗、帕尼单抗）。

6. «Une radiothérapie associée à une chimiothérapie est proposée pendant un mois, la radiothérapie potentialisant les effets de la chimiothérapie, explique le Pr Bretagnol. Puis nous attendons trois

mois avant de passer à la chirurgie. Pour les patients, ce délai est souvent incompréhensible, mais il est capital : la radiochimiothérapie fait fondre la tumeur, il est donc important d'attendre qu'elle ait donné le maximum de ses effets avant d'opérer.»

与化疗结合在一起的放射疗法要进行一个月。放射疗法增强了化疗的效果，布勒塔尼奥尔教授说。然后在做手术之前我们得等待三个月。对于病人来说，这三个月的等待对他们来说是难以理解的，但是它却是最重要的：放化疗会让肿瘤消失，所以重要的是要在做手术之前等待放化疗的最佳效果。

7. Quand la cicatrice est très près de l'anus et que les selles ne peuvent plus être évacuées par les voies naturelles, une stomie temporaire est pratiquée : l'intestin est relié directement à la peau de l'abdomen, et les matières fécales s'écoulent dans une poche fixée sur le ventre.

当伤疤在肛门附近而且粪便不能通过正常渠道排泄就要进行临时的改道：肠子直接与腹部的皮肤连在一起，粪便流到肚子上的一个袋子里。

Grammaire

I. 从直接引语到间接引语

把直接引语变成间接引语会带来从属连词的变化，标点符号省略，人称代词变化以及时间状语的变化

1. 从属连词的变化

(1) 陈述句从直接引语变成间接引语用 que 来连接

　　Ex: Julien dit à sa femme : « Mon frère a changé de voiture. »

　　　　Julien dit à sa femme que son frère a changé de voiture.

(2) 一般疑问句从直接引语变成间接引语用 si 来连接

　　Ex: Thomas me demande : « Est-ce que vous aimez la musique ? »

　　　　Thomas me demande si j'aime la musique.

(3) 特殊疑问句从直接引语变成间接引语还用原来的疑问词来连接

A. 副词 où, quand, comment, pourquoi 等

Ex: Le directeur me demande : « Quand pars-tu ? »

→ Le directeur ma demande quand je pars.

Il m'a demandé : « Comment vas-tu ? »

→ Il m'a demandé comment j'allais.

Je voudrais savoir : « Pourquoi riez-vous ? »

Je voudrais savoir pourquoi vous riez.

B. quel/quelle

Ex: Il m'a demandé : « Quelle heure est-il ? »

→ Il m'a demandé quelle heure il était.

Les élèves lui demandent : « Quelle est votre profession ?

→ Les élèves lui demandent quelle est sa profession.

C. qui/que/quoi

qui ou qui est-ce qui → qui

qui ou qui est-ce que → qui

préposition+qui → préposition +qui

que ou qu'est-ce qui → ce qui

que ou qu'est-ce que → ce que

préposition +quoi → préposition +quoi

Ex: Je lui demande : « Qui/qui est-ce qui est absent ? »

→ Je lui demande qui est absent.

Elle m'a demandé : « Qui invites-tu à dîner samedi ? »

→ Elle m'a demandé qui j'invitais à dîner samedi.

Mon père m'a demandé : « Avec qui sors-tu ? »

→ Mon père m'a demandé avec qui je sortais.

Il a demandé : « Que se passe-t-il ? »

→ Il a demandé ce qui se passait.

Il m'a demandé : « Que fais-tu ? »

→ Il m'a demandé ce que je faisais.

Il m'a demandé : « À quoi penses-tu ? »

→ Il m'a demandé à quoi je pensais.

2. 时态和语态的变化

(1) 当引导动词是现在时，将来时，命令式或条件式现在时时，从直接引语变成间接引语时态不变。

Ex: Il dit : « Je suis d'accord avec toi.»

→ Il dit qu'il est d'accord avec moi.

(2) 当引语动词是过去的一个时态 (复合过去时，未完成式过去时，愈过去时)，时态根据时态一致的原则要变化。

直接引语	间接引语
现在时	未完成过去时
复合过去时	愈过去时
简单将来时	过去将来时
先将来时	过去先将来时
最近将来时	过去最近将来时
最近过去时	过去最近过去时

Ex: Emma a téléphoné à ses parents : « J'ai raté mon train. ».

Emma a téléphoné à ses parents qu'elle avait raté son train.

直接引语	间接引语
未完成过去时	时态不变
愈过去时	
条件式现在时 / 条件式过去时	

Ex: Il m'a dit : « J'étais fatigué parce qu'il s'était couché tard. »

→ Il m'a dit qu'il était fatigué parce qu'il s'était couché tard.

Elle m'a dit : « J'aimerais acheter une maison à la campagne. »

→ Elle m'a dit qu'elle aimerait acheter une maison à la campagne.

(3) 命令式的特例

引语动词无论是过去时，现在时还是将来时，命令式从直接引语变成间

接引语要改成 "de + 动词不定式" 或用 que 后面加虚拟式

Ex: Le père dit à son fils : « Aide ta sœur ! »

→ Le père dit à son fils d'aider sa sœur

Le père dit à son fils qu'il aide sa sœur.

3. 时间状语的变化

在直接引语变间接引语时, 当引语动词是过去时的时候, 时间状语要变化。

直接引语	间接引语
aujourd'hui	→ ce jour-là
hier	→ la veille
avant-hier	→ l'avant-veille
demain	→ le lendemain
après-demain	→ le surlendemain
en ce moment	→ à ce moment-là
ce matin	→ ce matin-là
ce soir	→ ce soir-là
ce mois-ci	→ ce mois-là
l'année dernière	→ l'année précédente
l'année prochaine	→ l'année suivante
dimanche prochain	→ le dimanche suivant
dimanche dernier	→ le dimanche précédent
il y a trois jours	→ trois jours avant
dans un an	→ un an plus tard

Ex: Victor a dit : « J'ai vu ce film il y a 3 jours. »

→ Victor a dit qu'il avait vu ce film 3 jours avant.

Michelle a dit : « Nous allons passer l'examen dans 8 jours. »

→ Michelle a dit qu'ils allaient passer l'examen 8 jours plus tard.

注意: 在直接引语变间接引语中, 地点状语 ici 变成 là

Ex: Les Dufour m'ont dit : « Nous habitons ici depuis 10 ans. »
Les Dufour m'ont dit qu'ils habitaient là depuis 10 ans.

II. 连词用 que 代替

在并列的状语从句中，同一个连词重复出现时，法语中为了避免重复可以用 que 来代替。可以代替的连词有 quand, comme, lorsque, puisque, parce que, afin que, alors que, après que, dès que, bien que 等，que 后从句的语式要和它所代替的那个连词所要求的的语式一致。

Ex: Comme la maison était petite et qu'il n'y avait pas de jardin, nous avons renoncé à cultiver des légumes.

Bien que le vent souffle fort et qu'il pleuve, le médecin visitera ses malades.

但是，que 代替 si 时，其后谓语要用虚拟式

Ex: S'il fait mauvais demain ou que l'un de nous ait un empêchement, nous allons annuler notre rendez-vous.

III. 虚拟式过去时

1. 虚拟式过去时表示与主句动词相比先完成的动作，主句动词可以是现在时，过去时，将来时或条件式。

Ex: Nous sommes très contents que vous ayez été reçu par cette grande école.

C'est dommage que tu n'aies pas participé à la soirée hier.

2. 虚拟式过去时还可以表示在一定的时间内完成的动作。

Ex: Il faut que vous ayez fini vos devoirs avant 23 heures.

Exercices

I. Questions sur le texte

1. Quels sont les symptômes initiaux des cancers du côlon et du rectum ?

2. Quel est le pourcentage de survie des patients atteints du cancer colorectal ? Par quel moyen pourrait-on réduire la mortalité ?

3. Quels sont les facteurs de risque qui pourraient entraîner le cancer colorectal ? Lesquels sont inéluctables ?

4. Quels sont les signaux d'alerte qui doivent dans un premier temps conduire le patient à consulter son généraliste ?

5. Quelle est la seconde étape pour diagnostiquer un cancer du côlon? Quels sont les examens complémentaires dans le diagnostic du cancer du côlon ?

6. Pour le cancer du rectum, quels sont les deux autres examens proposés ?

7. S'agissant du (traitement du) cancer du côlon, le premier traitement consiste en quoi exactement ?

8. Concernant le traitement du cancer du côlon, si la tumeur est agressive et si des ganglions sont atteints ou en cas de métastases, que préconisent les médecins ?

9. Quelle est la stratégie thérapeutique pour le cancer du rectum ?

10. Quels sont les suivis médicaux des patients (qui sont) atteints du cancer colorectal après l'intervention ? Quels sont les objectifs visés par ces suivis ?

Lecture

Dépister le cancer colorectal dès 4 5 ans pourrait réduire la mortalité

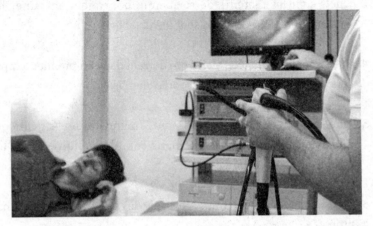

La coloscopie est un examen qui permet d'explorer l'intérieur du rectum et de la totalité du colon à l'aide d'un appareil muni d'une caméra introduit par l'anus.

Selon une étude récente, avancer l'âge du dépistage du cancer colorectal à 45 ans au lieu de 50 ans permettrait de repérer et de soigner plus tôt les tumeurs.

Faut-il avancer l'âge du dépistage organisé du cancer colorectal, actuellement recommandé pour les personnes de 50 à 74 ans en France ? C'est l'idée défendue par le Dr David Karsenti, gastro-entérologue à la Clinique de Bercy, en région parisienne. Avec ses confrères, il a réalisé une étude auprès des 6000 patients pris en charge pour coloscopie dans l'unité d'endoscopie de cette clinique. Les résultats, présentés le 30 octobre lors d'un congrès Européen de gastro-entérologie, montrent que les taux de tumeurs bénignes et de cancers explosent dès 45 ans. Selon les auteurs, il serait donc possible de diminuer la mortalité par cancer colorectal en dépistant dès cet âge.

«Dans notre pratique, nous détectons régulièrement des polypes ou des cancers chez des personnes de moins de 50 ans, commente le médecin. Les registres européens montrent également une augmentation récente des cancers du côlon chez les sujets jeunes. Nous avons donc voulu objectiver cette impression afin d'alerter sur la nécessité d'un dépistage plus précoce». Pour cela, les médecins ont analysé les résultats des coloscopies de 6000 patients ayant consulté à la clinique de Bercy entre janvier et décembre 2016. Un quart d'entre eux avait moins de 50 ans, tandis que les trois-quarts restants étaient quinquagénaires ou plus.

Les 45-49 ans particulièrement touchés

«Nous avons constaté que le taux d'adénomes augmente fortement dans la tranche d'âge 45-49 ans. Il est en effet deux fois plus important que celui de la tranche d'âge précédente, c'est-à-dire 40-44 ans», explique-t-il. Un adénome est une tumeur bénigne qui peut dégénérer en cancer en l'espace de 5 à 15 ans. Ainsi, 8 cancers colorectaux sur 10 naissent à partir d'un adénome bénin. Le dépistage des adénomes du rectum et du colon et leur ablation permettent de prévenir la survenue d'un cancer.

Autre découverte : «le taux de cancer explose de façon inquiétante chez les 45-49 ans par rapport aux classes d'âges antérieures. Alors que moins de 1% de nos patients âgés de 40 à 44 ans se sont vus diagnostiquer un cancer, c'est le cas de 4% de ceux de la tranche d'âge supérieure», poursuit le Dr Karsenti. Un taux multiplié par quatre à cinq donc. «Ces données sont valables pour tous les patients, qu'ils aient ou non un antécédent personnel ou familial d'adénome ou de cancer colorectal», souligne le Dr Karsenti.

Toutefois, de l'aveu de ses auteurs, l'étude présente une limite. «Notre analyse porte sur des patients qui, pour 38% d'entre eux, sont venus consulter parce qu'ils présentaient des troubles. Ce n'est pas une étude nationale menée auprès de personnes asymptomatiques, donc il existe un biais de sélection, explique David Karsenti. D'un autre côté, la population traitée présente un bon niveau socio-économique. Or on sait que parmi les facteurs de risque de ce cancer, on trouve, en plus de la prédisposition génétique, l'obésité, le tabagisme, l'alcool ou encore la consommation excessive de viande rouge.»

Actuellement le dépistage du cancer colorectal est proposé tous les deux ans aux 18 millions de Français âgés de 50 à 74 ans, Il consiste en un test à réaliser chez soi qui consiste à prélever un échantillon de selles et à l'envoyer à un laboratoire. Il a permis de réduire de 17% la mortalité par cancer colorectal depuis 2000 en France. Mais avec 17.500 décès déclarés en 2015, ce cancer reste le deuxième plus meurtrier de l'hexagone.

Vocabulaire

gastro-entérologue	[gastroɑ̃terɔlɔg] *n.*	胃肠病医生
confrère	[kɔ̃frɛr] *n.m.*	同行，同僚
endoscopie	[ɑ̃dɔskɔpi] *n.f.*	内腔镜检查
registre	[rəʒistr] *n.m.*	登记簿，注册簿
objectiver	[ɔbʒɛktive] *v.t.*	使客观化
restant, e	[rɛstɑ̃, ɑ̃:t] *adj.*	剩余的，剩下的
quinquagénaire	[kɛ̃kaʒenɛr] *adj. n.*	五十岁的（人）
adénome	[adenom] *n.m.*	腺瘤
tranche	[trɑ̃ʃ] *n.f.*	期，阶段
aveu	[avø] *n.m.*	承认，招认
asymptomatique	[asɛ̃ptɔmatik] *adj.*	无症状的
biais	[bjɛ] *n.m.*	方面，角度
meurtrier, ère	[mœrtrije, ɛ:r] *adj.*	造成大量死亡的；致命的

Unité 12
«La France toujours en première ligne dans la lutte contre le VIH»

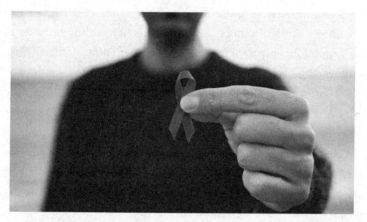

AVIS D'EXPERT-Philosophe et politologue, Renée Fregosi appelle à cibler aussi les personnes non considérées comme «à risques», négligées des politiques de prévention et de l'épidémiologie.

Le 1er décembre, qui a été déclaré journée mondiale contre le sida par l'OMS en 1988, sera une nouvelle fois l'occasion de se mobiliser tant au niveau national que local contre la contamination au VIH. La France occupe en effet une place importante dans cette lutte, grâce à ses organismes de recherche (le virus du VIH y a été découvert à l'Institut Pasteur en 1983 par l'équipe Luc Montagnier et Françoise Barré-Sinoussi), mais également à l'engagement remarquable, précoce et constant, du milieu associatif, ainsi qu'à l'implication résolue de nombreuses villes comme Paris, Nice ou Bordeaux.

Ainsi, lors de la réunion du Fond mondial à Lyon début octobre dernier, durant la 17ème conférence européenne sur le sida à Bâle début novembre, ou encore à l'occasion de son dernier séminaire de recherche des 25-26 novembre dernier, l'ANRS (Agence nationale de recherche sur le VIH et les hépatites virales, dirigée par le Pr François Dabis), s'est montrée à la pointe de la recherche, des observations épidémiologiques et des politiques publiques. Y a été réaffirmée notamment l'efficacité curative et préventive des traitements antirétroviraux : le TasP, traitement curatif enrayant à la fois le développement de la maladie et rendant non contagieux, et la PreP, traitement préventif de prophylaxie préexposition.

Mais en 2019, la fin du VIH n'est pourtant pas en vue. Si en France, le nombre de contaminations a considérablement diminué ces dernières années l'agence Santé publique France estime toutefois à 24.000 environ le nombre de personnes vivant dans notre pays avec le VIH sans le savoir (ce que l'on appelle des «populations cachées»). Cet organisme officiel dénombrait 6424 personnes qui avaient découvert leur séropositivité en 2017.

Et la pandémie continue de s'aggraver au niveau global. Bientôt plus de 40 millions de personnes vivront avec le VIH à travers le monde. Dans les pays qui tardent à mettre en place des politiques publiques volontaristes d'accès aux antirétroviraux comme la Russie, certains pays d'Europe de l'Est ou les pays musulmans, le nombre de nouvelles contaminations augmente en effet sans cesse. Quant aux pays qui luttent depuis plusieurs années contre des niveaux élevés de personnes vivant avec le VIH comme en Afrique (australe tout particulièrement) au mieux ce chiffre reste stable mais toujours très élevé.

Pour réduire drastiquement le nombre de contaminations, traiter reste donc insuffisant, sans prévention bien en amont. Il faut informer sur les risques et dépister à grande échelle. C'est pourquoi de nouveaux questionnements commencent à émerger : tout en poursuivant le développement des traitements, il s'agit d'innover dans les approches préventives et de dépistage. Cela en s'appuyant davantage sur le concept de médecine centrée sur le patient plutôt que sur des objectifs chiffrés globaux.

La recherche épidémiologique a en effet jusque-là eu tendance à penser exclusivement en termes mathématiques de «coût/ efficacité» et de grandes catégories essentialisées des populations potentiellement les plus susceptibles d'être contaminées (travailleurs/euses du sexe, homme ayant des relations sexuelles avec des hommes, consommateurs de drogues injectables). Mais les personnes n'appartenant pas à ces groupes identifiés comme prioritaires échappe trop souvent à l'information, au dépistage et aux traitements. Parmi ces personnes à risque ignoré, des hommes bisexuels qui sont des transmetteurs de l'infection d'autant plus dangereux qu'ils ne se vivent pas a priori comme un groupe à risques, les femmes ignorant cette sexualité multiple de leur partenaire, ou encore les femmes de plus de 50 ans qui sont depuis les années 2000 de plus en plus nombreuses à être testées positives et souvent à un stade avancé de la maladie.

Or l'évaluation du risque que l'on court personnellement et que l'on peut faire courir à autrui, est un élément fondamental dans le changement des pratiques et notamment dans la prise de décision de se faire dépister. Pour prendre en compte tous les types de populations, il est donc d'une grande importance à la fois de comprendre l'hétérogénéité des risques et de faire preuve d'imagination pour toucher chaque individu dans sa singularité. Pour ce faire, la pluridisciplinarité à la fois vantée mais difficilement mise en œuvre par la recherche médicale, doit impérativement être promue. Car le décentrement et la rupture par rapport à la routinisation des méthodes sont indispensables.

La France pourrait être une nouvelle fois à l'avant-garde de cette orientation de la recherche, d'une part grâce à sa culture universaliste articulant libre pensée et libre disposition de son corps. D'autre part parce que le profil épidémiologique du pays fait ressortir nettement l'existence de ces groupes hétérogènes de populations ignorant leur séropositivité au VIH. Des campagnes innovantes de dépistage du VIH et des autres IST en expansion pourraient ainsi être imaginées et mises en œuvre (les cas dépistés d'infections aux chlamydiae, de blennorragies et de syphilis ont été multipliés par 3 depuis 2012).

Au demeurant, seul un vaccin efficace pour les différentes souches du virus, et accessible au plus grand nombre à l'échelle mondiale, permettra de venir réellement à bout du VIH. D'autant que les populations circulent et circuleront de plus en plus à travers la planète, les migrants constituant désormais une population particulièrement vulnérable compte tenu de la précarité de leur situation. Dans ce domaine crucial, la France est également porteuse d'un nouvel espoir : le partenariat entre l'ANRS, l'Institut de Recherche Vaccinale et des industriels pharmaceutiques a tout récemment permis la conception d'un vaccin préventif basé sur un nouveau concept qui sera expérimenté en essais cliniques chez l'homme en 2020-2023.

Vocabulaire

politologue	[pɔlitɔlɔg] *n.*	政治学家
appeler	[aple] *v.t.dir.*	号召，召唤；呼吁
négliger	[negliʒe] *v.t.*	忽略，忽视
épidémiologie	[epidemjɔlɔʒi] *n.f.*	流行病学
se mobiliser	[səmɔbilize] *v.pr.*	动员起来
engagement	[ãgaʒmã] *n.m.*	投入，参加
constant, e	[kõstã, ã:t] *adj.*	恒定的，不变的，始终如一的
associatif, ve	[asɔsjatif, i:v] *adj.*	协会的，民间社团的

implication	[ɛ̃plikasjɔ̃] *n.f.* 牵连	
résolu, e	[rezɔly] *adj.* 坚定的，坚决的	
séminaire	[seminɛr] *n.m.* 研究班	
hépatite	[epatit] *n.f.* 肝炎	
viral, ale	[viral] *adj.* 病毒的	
se montrer	[səmɔ̃tre] *v.pr.* 显得，表现得	
à la pointe de	最前沿的	
réaffirmer	[reafirme] *v.t.* 在肯定，重申	
antirétroviral, ale	[ɑ̃tiretroviral] *adj.* 抗逆转录病毒的	
prophylaxie	[prɔfilaksi] *n.f.* 预防	
préexposition	[preɛkspozisjɔ̃] *n.f.* 预曝光	
en vue	在能看到的地方	
dénombrer	[denɔ̃bre] *v.t.* 点数，计数	
séropositivité	[seropozitivite] *n.f.* 艾滋病血清检验呈阳性	
volontariste	[vɔlɔ̃tarist] *adj.* 积极主动的	
musulman, e	[myzylmɑ̃, an] *adj.* 伊斯兰教的	
australe	[ostral] *adj.* 南方的，南半球的	
tout particulièrement	特别地	
drastiquement	[drastikmɑ̃] *adv.* 严格地，严厉地；彻底地	
à grande échelle	大规模地	
questionnement	[kɛstjɔnmɑ̃] *n.m.* 提问，询问	
émerger	[emɛrʒe] *v.i.* 表现，出现	
approche	[aprɔʃ] *n.f.* 方法，步骤	
préventif, ve	[prevɑ̃tif, i:v] *adj.* 预防的，防止的	
centrer sur	以……为中心	
chiffrer	[ʃifre] *v.t.* 数目，总数	
jusque-là	*adv.* 直到那时；就到那里	
exclusivement	[ɛksklyzivmɑ̃] *adv.* 专一地，唯一地	
essentialiser	[esɑ̃sjalize] *v.t.* 本质化	
injectable	[ɛ̃ʒɛktabl] *adj.* 可注射的，可注入的	
prioritaire	[prijɔritɛr] *n.* 享有优先权者；有先行权者	

ignorer	[iɲɔre] *v.t.dir.*	不知道，不了解
bisexuel, le	[bisɛksɥɛl] *adj.*	双性的，两性的
transmetteur	[trɑ̃smɛtœr] *n.m.*	传递者
se vivre	[səvivr] *v.pr.*	被感觉
à priori	[aprijɔri] *loc. adv.*	先验地：从理论上说
partenaire	[partənɛr] *n.*	合作者，伙伴，同伴
hétérogénéité	[eterɔʒeneite] *n.f.*	异质，混杂
faire	[fɛr] *n.m.*	行动，行为
pluridisciplinarité	[plyridisiplinarite] *n.f.*	多学科性
vanter	[vɑ̃te] *v.t.*	夸奖，赞扬
mettre en œuvre	使用，实施	
impérativement	[ɛ̃perativmɑ̃] *adv.*	必须
promouvoir	[prɔmuvwar] *v.t.*	实行，实施
décentrement	[desɑ̃trəmɑ̃] *n.m.*	偏心：中心偏移
routinisation	[rutinizasjɔ̃] *n.f.*	常规化
avant-garde	[avɑ̃gard] *n.f.*	先锋，先驱
universaliste	[ynivɛrsalist] *adj.*	世界性的，普遍意义的
articuler	[artikyle] *v.t.*	构成，组织
disposition	[dispozisjɔ̃] *n.f.*	支配权，处理权
ressortir	[r(ə)sɔrtir] *v.i.*	突出来；变得显眼
nettement	[nɛtmɑ̃] *adv.*	清楚地；明显地
IST	(Infection Sexuellement Transmissible) 性传染病	
expansion	[ɛkspɑ̃sjɔ̃] *n.f.*	扩张，扩展，增长
chlamydiae	[klamidja] *n.m.*	衣原体门
blennorragie	[blenɔraʒi] *n.f.*	淋病
syphilis	[sifilis] *n.f.*	梅毒
au demeurant	*loc.adv.*	总之，不过，毕竟
souche	[suʃ] *n.f.*	菌株
à l'échelle	在……范围内	
à bout de	……到头，……到了极限	

migrant, e	[migrã, ã:t] n.	移居者，迁移者
vulnérable	[vylnerabl] adj.	易受伤的；易受攻击的；脆弱的
compte tenu de		考虑到
industriel, le	[ɛ̃dystrijɛl] n.m.	工业家
pharmaceutique	[farmasøtik] a.	制药的，药剂的
conception	[kɔ̃sɛpsjɔ̃] n.f.	构思；设计，计划
expérimenter	[ɛksperimãte] v.t.	实验，试验，检验
clinique	[klinik] adj.	临床的

Notes

1. La France occupe en effet une place importante dans cette lutte, grâce à ses organismes de recherche (le virus du VIH y a été découvert à l'Institut Pasteur en 1983 par l'équipe Luc Montagnier et Françoise Barré-Sinoussi), mais également à l'engagement remarquable, précoce et constant, du milieu associatif, ainsi qu'à l'implication résolue de nombreuses villes comme Paris, Nice ou Bordeaux.

   实际上，法国在与艾滋病的斗争当中占很重要的地位，这多亏了法国的科研机构（艾滋病病毒在 1983 年由吕克·蒙塔尼和弗朗索瓦·巴尔—西诺西团队在巴斯德研究所发现），也是民间团体早期持续不间断参与的结果，同时也得益于很多城市比如巴黎、尼斯、波尔多的坚定介入。

2. Dans les pays qui tardent à mettre en place des politiques publiques volontaristes d'accès aux antirétroviraux comme la Russie, certains pays d'Europe de l'Est ou les pays musulmans, le nombre de nouvelles contaminations augmente en effet sans cesse.

   在一些迟迟不推出一些积极主动的获得抗逆转录病毒药的公共政策的国家，如俄罗斯、某些东欧国家或穆斯林国家，新感染艾滋病的人数实际上在不停的攀升。

3. Cela en s'appuyant davantage sur le concept de médecine centrée sur le patient plutôt que sur des objectifs chiffrés globaux.

这种革新方法更应该建立在以病人为中心的医学理念上而不是建立在以总数为目标的医学理念上。

4. La recherche épidémiologique a en effet jusque-là eu tendance à penser exclusivement en termes mathématiques de «coût/efficacité» et de grandes catégories essentialisées des populations potentiellement les plus susceptibles d'être contaminées (travailleurs/euses du sexe, homme ayant des relations sexuelles avec des hommes, consommateurs de drogues injectables).

流行病学的研究实际上直到那时倾向于只从成本或有效性，以及有可能感染的几大类人群这些数学方面考虑（性工作者，与男人有性关系的男人，吸食可注射的毒品的人）。

5. Parmi ces personnes à risque ignoré, des hommes bisexuels qui sont des transmetteurs de l'infection d'autant plus dangereux qu'ils ne se vivent pas a priori comme un groupe à risques, les femmes ignorant cette sexualité multiple de leur partenaire, ou encore les femmes de plus de 50 ans qui sont depuis les années 2000 de plus en plus nombreuses à être testées positives et souvent à un stade avancé de la maladie.

在这些有未知风险的人当中，双性恋的男人是更加危险的传染病的传播者，因为按照经验他们并没有被认为是危险的群体。还有对伴侣的复杂性行为一无所知的妇女，或年龄超过 50 岁的妇女，这类群体从 21 世纪以来越来越多被检测出艾滋病呈阳性并且她们的疾病已经处在末期。

6. Pour prendre en compte tous les types de populations, il est donc d'une grande importance à la fois de comprendre l'hétérogénéité des risques et de faire preuve d'imagination pour toucher chaque individu dans sa singularité. Pour ce faire, la pluridisciplinarité à la fois vantée mais difficilement mise en œuvre par la recherche médicale, doit impérativement être promue.

为了能够关注所有类型的人，重要的是不但要理解风险的复杂性还要发挥想象力关注每个独立的个体。要做到这一点必须要推动我们一直在鼓吹却难以付诸实践的医学研究的多学科性。

7. Des campagnes innovantes de dépistage du VIH et des autres IST

en expansion pourraient ainsi être imaginées et mises en œuvre (les cas dépistés d'infections aux chlamydiae, de blennorragies et de syphilis ont été multipliés par 3 depuis 2012).

因此，我们可以设想并实施一些针对艾滋病毒和其他正在增长的性传播疾病的创新检测活动。（从 2021 年检测出衣原体、淋病、梅毒的病例是原来的 3 倍。）（这里 IST 是 une infection sexuellement transmissible 的缩写，中文意思就是"性传播疾病"。）

Grammaire

I. 未完成过去时

1. 构成

未完成过去时的动词变位是由第一人称复数的词根加上这些词尾：
-ais, -ais, -ait, -ions, -iez, -aient

Ex: Nous chantons → je chantais, nous chantions

Nous finissons → je finissais, nous finissions

Nous voulons → je voulais, nous voulions

2. 用法

(1) 未完成过去时和现在时一样，表示正在进行的动作，没有明确的时间限制，常用以描写

Ex: Autrefois, ils habitaient dans une maison ancienne.

Quand je lui ai téléphoné, il était en vacances.

(2) 未完成过去时可以表示过去习惯性的动作，一般会有一个时间状语

Ex: Quand j'étais à Paris, je me promenais souvent au quartier Latin.

Pendant les vacances, je faisait toujours une promenade après le dîner.

(3) 未完成过去时可以用在连词 si 引导的条件状语从句中，主句用条件式现在时表示将来有可能实现的动作或与现在的事实相反

Ex: Si nous avions une voiture, nous pourrions aller visiter le mont Saint-Michel.

(4) si 后面加未完成过去时，没有主句，表示愿望

Ex: Si vous pouviez faire rester les jeunes au village !

Si j'étais riche.

(5) 未完成过去时用在礼貌用语中，可以缓和语气

Ex: Excusez-moi de vous déranger ; je voulais vous demander des informations.

II. 原因的表达

在法语中表达原因可以用连词、介词短语或者两个并列句。

1. 连词

(1) parce que

parce que 用来回答 pourquoi 提出的问题。如果 parce que 引导原因状语从句，一般从句放在主句后面

Ex: -Pourquoi es-tu en retard ?

-Parce que j'ai été pris dans un embouteillage.

Les enfants ne peuvent pas jouer dans le jardin parce qu'il pleut.

(2) puisque

puisque 表示原因和结果之间的联系非常明显；通常原因是交谈者知道的事实。puisque 引导的从句通常放在主句前。

Ex: -Puisque tu connais bien Shanghai, dis-moi ce qu'il faut absolument visiter.

(3) comme

comme 没有像 puisque 那么强调原因和结果之间的联系。comme 引导的从句总是放在主句前

Ex: Comme aujourd'hui c'est le 1er mai, tout le monde est en congé.

(4) car

用在书面语中，对刚刚提到的事实进行解释

Ex: Il est parti car il était pressé.

(5) étant donné que, du fait que, vu que

这三个短语用来引出一个无可争论的事实

Ex: Étant donné qu'il pleut, nous sommes obligés d'annuler le rendez-vous.

Du fait que je suis malade, je ne pourrai pas participer à la soirée.

(6) sous prétexte de

　　这个短语表达的是被说话者怀疑的原因

　　Ex: Son petit ami a refusé de la voir, sous prétexte qu'il avait trop de travail.

(7) du moment que = puisque

　　Ex: Du moment que vous me faites confiance, je vais faire de mon mieux pour accomplir la tâche.

(8) d'autant que(因为), d'autant plus que(比……更加), surtout que (俗语, 况且) 这三个连词更加强了原因

　　Ex: Vous devez continuer à louer cet appartement d'autant que vous détestez le déménagement.

(9) soit que...soit que

　　这个连词表达是两种都有可能的原因, 从句要用虚拟式

　　Ex: Il n'est pas venu, soit qu'il ait oublié, soit qu'il n'ait pas voulu venir.

(10) ce n'est pas que, non que ou'non pas que

　　一个可能的原因被排除, 它后面跟着真正的原因, 从句中用虚拟式, 从句跟在主句后面

　　Ex: N'allez pas voir ce film, ce n'est pas que les acteurs soient peu connus, mais le scénario est inintéressant.

2. 介词 + 名词或不定式

(1) à cause de /en raison de (用在书面语中), par suite de (用在书面语中)+ 名词

　　Ex: Il est en retard à cause de la pluie.

　　En raison des problèmes techniques du métro, la ligne 2 a été interrompue pendant quelques heures.

(2) grâce à + 名词 (或代词)

　　Ex: Grâce à lui, j'ai enfin trouvé un appartement au centre ville.

(3) faute de 因为没有……

　　Ex: Je n'ai pas pu aller voir la grotte faute d'argent

(4) à force de 由于不断地

　　Ex: Il a atteint son but à force de travail.(名词前不加限定词)

　　À force de travailler, il a enfin été admis par cette grande école.

(5) "étant donné/vu/du fait de/compte tenu de + 名词"表示不容质疑
的原因

    Ex: Étant donné son âge, on lui a refusé l'entrée de la discothèque.

        Du fait du mauvais temps, le festival de musique a été annulé.

(6) "sous prétexte de + 不定式"表示"以……为借口"

    Ex: Il m'a téléphoné sous prétexte de m'emprunter un livre .

(7) pour

    Ex: Cette ville est connue pour le charbon.

        Il a eu une amende pour avoir garé sa voiture sous un panneau
d'interdiction de stationner.

(8) par

    Ex: Il a surpris tout le monde par son intelligence.

Exercices

I. Questions sur le texte

1. Quand la journée mondiale contre le sida a-t-elle lieu chaque
année ?

2. Pourquoi est-ce que la France occupe une place importante dans
la lutte contre le sida ?

3. Quels sont les points importants réaffirmés lors de plusieurs
réunions en octobre et en novembre ?

4. Qu'appelle-t-on les « populations cachées du sida » ?

5. Combien de personnes vivront avec le VIH à travers le monde ?

6. Dans quels pays le nombre de nouvelles contaminations augmente-t-il sans cesse ? Pourquoi ?

7. Comment faire pour réduire drastiquement le nombre de contaminations ? Les traitements sont-ils suffisants ?

8. D'après la recherche épidémiologique, quelles sont les catégories de gens les plus susceptibles d'être contaminées par le virus du sida ?

9. Quelles sont les personnes à risque ignorées à tort par les campagnes de dépistage et de prévention ?

10. Qu'est-ce qu'on doit promouvoir pour prendre en considération l'hétérogénéité des risques et la singularité de chaque individu à la fois ?

11. Qu'est-ce qui permettra de venir réellement à bout du VIH ?

Lecture

VIH/sida : toujours 6000 contaminations chaque année en France

VIDÉO-Un trop grand nombre de personnes sont séropositives sans le savoir et risquent de transmettre à leur tour le virus, rappellent les autorités sanitaires, alors que le Sidaction a lieu ce vendredi jusqu'à dimanche à minuit, relayé comme chaque année dans les médias.

En 2016, 5,4 millions de sérologies VIH (virus de l'immunodéficience humaine) ont été réalisées en France par des laboratoires de biologie médicale, dont 300.000 anonymement. Un chiffre considérable qui a conduit à la découverte d'environ 6000 nouvelles contaminations. Un chiffre désespérément constant depuis une petite dizaine d'années. L'une des explications vient sans doute de l'épidémie cachée, c'est-à-dire des personnes contaminées (séropositives) sans le savoir. Ils seraient 25.000 en France selon une modélisation de l'Inserm. Des chiffres que rappellent les autorités sanitaires alors qu'a lieu ce vendredi le Sidaction, jusqu'à dimanche à minuit, relayé comme chaque année à la radio et la télévision.

On comptait pourtant beaucoup ces dernières années sur l'arrivée de nouveaux outils de dépistage pour réduire ce foyer occulte. Hélas, ni le dépistage communautaire possible depuis septembre 2011 en France par test rapide d'orientation diagnostiques (Trod), 56.300 réalisés l'an dernier, ni les 75.000 autotests vendus en pharmacie en 2016 (disponibles depuis septembre 2015) n'ont amélioré sensiblement la situation.

Ils ont néanmoins l'intérêt d'atteindre une population particulièrement exposée au VIH, principalement les hommes ayant des rapports avec des hommes (HSH) et les migrants. Ces deux groupes constituaient les deux tiers des personnes dépistées par des tests rapides.

François Bourdillon, le directeur général de Santé publique France

Les experts de Santé publique France, qui ont publié un bulletin épidémiologique entièrement consacré à l'épidémie d'infection à VIH/sida, soulignent deux enjeux de santé publique : le retard diagnostic et la dynamique de l'épidémie dans certains groupes de population (HSH, migrants originaires d'Afrique subsaharienne).

Le retard diagnostic reste important, «Plus on connaît tôt son statut sérologique, plus le bénéfice est grand, rappelle François Bourdillon, le directeur général de Santé publique France. Le bénéfice est individuel mais aussi collectif car le risque de transmettre le VIH à un partenaire pour une personne traitée avec une charge virale indétectable est quasi nul.»

Même dans le groupe des HSH, pourtant sensibilisé au VIH/sida et bien informé sur les moyens de protections tels que la PrEP (prophylaxie pré-exposition), seulement la moitié des infections font l'objet d'un dépistage précoce et 18% des infections sont découvertes à un stade avancé. La majorité des nouvelles contaminations concerne toujours les hétérosexuels (3200), devant les HSH (2600). Cependant la découverte de séropositivité diminue d'année en année (-9% entre 2013 et 2016) chez les hétérosexuels, avec une baisse plus marquée chez les hommes que chez les femmes, alors qu'elle reste stable chez les HSH.

La vulnérabilité des populations migrantes est bien connue. D'ailleurs, l'enquête ANRS-Parcours publiée en 2015 montrait qu'entre 35% et 49% des migrants contaminés l'avaient été après leur arrivée en France. Les auteurs insistaient sur la nécessité de mieux connaître, dans ces groupes, les comportements sexuels de prévention et d'améliorer leur information.

Autre motif de déception relatif, la PrEP reste encore peu utilisée (environ 3000 personnes fin 2016). Cette stratégie qui vient compléter l'éventail préventif dont le socle reste le préservatif s'adresse aux personnes qui ne sont pas infectées par le VIH, n'utilisent pas systématiquement le préservatif lors de leurs rapports sexuels et sont à haut risque de le contracter. Elle consiste à prendre une combinaison de deux antirétroviraux (Truvada) soit en continu (1/j), soit à la demande, selon un protocole particulier (plusieurs prises nécessaires entre un jour avant et un jour après le ou les rapports sexuels à risque) en fonction des rapports sexuels envisagés.

Vocabulaire

séropostif, ve   [serɔpozitif, iːv] adj. n.m. 艾滋病血清检验呈阳性的（人）

relayer	[r(ə)lɛje] *v.t.* 接替（某人）；转播
sérologie	[serɔlɔʒi] *n.f.* 血清学
immunodéficience	[imynodefisjɑ̃s] *n.f.* 免疫缺陷
anonymement	[anɔnimmɑ̃] *adv.* 匿名地
désespérément	[dezɛsperemɑ̃] *adv.* 绝望地；拼命地，不顾一切地
hélas	[elɑs] *interj.* 唉，咳！哎呀
communautaire	[kɔmynotɛr] *adj.* 社团的，团体的，集体的
autotest	[ototɛst] *n.m.* 自动测试
sensiblement	[sɑ̃sibləmɑ̃] *adv.* 显著地，明显地
avoir l'intérêt de	有……的好处
atteindre	[atɛ̃dr] *v.t.* 伤害，损害
sérologique	[serɔlɔʒik] *adj.* 血清学的
dynamique	[dinamik] *n.f.* 动力，原动力
subsaharien, ne	[sybsaarjɛ̃, ɛn] *adj.* 沙哈拉沙漠南部地区的
indétectable	[ɛ̃detɛktabl] *adj.* 不可测的
quasi	[kazi] *adv.* 几乎，差不多，可以说
hétérosexuel, le	[eterosɛksɥɛl] *adj.* 异性性爱的
vulnérabilité	[vylnerabilite] *n.f.* 容易受伤，脆弱性
motif	[mɔtif] *n.m.* 动机；理由，原因
relatif, ve	[r(ə)latif, iːv] *adj.* 相对的，比较的
éventail	[evɑ̃taj] *n.m.* 扇子；同类型各种东西的总称
socle	[sɔkl] *n.m.* 底座；石基，基底
préservatif	[prezɛrvatif] *n.m.* 避孕套
combinaison	[kɔ̃binɛzɔ̃] *n.f.* 化合物
en continu	连续地，不间断地

Unité 13
Cancer du sein: les vrais comportements anti-récidive

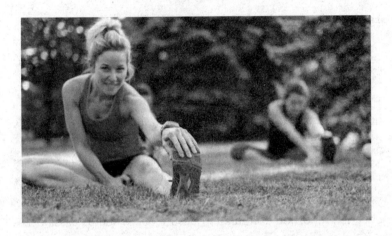

Bannir le soja? Inutile. Cesser de fumer? Bonne idée mais pour d'autres raisons. Prendre des vitamines? Attention. Il n'y a que deux clefs pour une bonne santé après un cancer du sein.

Chimiothérapie, radiothérapie, chirurgie, traitement hormonal... Autant d'étapes promises chaque année aux 50.000 femmes à qui est diagnostiqué un cancer du sein en France. Puis reste à reprendre une vie normale, avec une épée de Damoclès pendant quelques années : le spectre de la récidive. Pour éloigner la menace, les femmes sont abreuvées de conseils... pas toujours pertinents.

Quels comportements ont prouvé leur efficacité ? Une équipe du Centre des sciences de la santé Sunnybrook, à Toronto (Canada), fait le point sur les modifications du style de vie les plus efficaces pour améliorer le pronostic de guérison et éviter la récidive, hors facteurs de risques particuliers (stade auquel le cancer a été détecté, risques génétiques, âge...). Les auteurs ont épluché 67 revues de littérature, méta-analyses et articles de recherche publiés au cours des dix années précédente. Ils ont publié leurs conclusions dans le Canadian Medical Association Journal.

Le plus efficace : faire du sport

L'activité physique réduirait de 40% la mortalité par cancer du sein, et c'est le comportement qui a l'effet positif le plus fort. Le sport fait particulièrement baisser le risque de récidive chez les femmes ménopausées ou ayant un indice de masse corporel supérieur à 25, quelle que soit la quantité d'activité physique pratiquée avant le diagnostic de cancer.

Pourtant, selon une étude menée auprès de 856 patientes ayant été traitées pour un cancer du sein aux États-Unis, seules 13% s'adonnaient aux 150 minutes d'exercices préconisées par semaine, et cette proportion diminuait à mesure que le temps passait. Les femmes ayant subi une chimiothérapie ou une radiothérapie, en particulier, faisaient de moins en moins de sport avec le temps. De plus en plus de centres de traitement du cancer proposent des programmes sportifs à leurs patientes, mais il faut donc aussi veiller à transformer cette pratique en habitude de long terme.

Ne pas prendre de poids, quel que soit celui de départ

Les patientes obèses ou en surpoids lors du diagnostic ont de moindres chances de guérison, mais peu de données indiquent si perdre du poids permet d'améliorer leur pronostic. En revanche, prendre du poids pendant ou après le traitement (gain de 10% ou plus de son poids initial) augmente le risque de récidive, et ce quel que soit l'indice de masse corporel au moment du diagnostic.

Heureusement, peu de patientes grossissent de plus de

10%. Mais elles prennent en moyenne 2,5 à 5 kilos pendant leur traitement, pour de multiples raisons (grignotage «antistress», moindre activité à cause de la fatigue, effets secondaires de certains traitements en particulier hormonaux...).

Arrêter le tabac, limiter l'alcool : bénéfiques, de toute façon

Des études d'observation ont montré que les fumeuses ou ex-fumeuses ont plus de risque de mourir d'un cancer du sein que celles n'ayant jamais touché à la cigarette. En revanche, «il n'est toujours pas certain qu'arrêter de fumer après un diagnostic de cancer du sein change le risque de récidive», écrivent les auteurs. Qui ajoutent aussitôt : «Il y a suffisamment de raisons d'encourager fortement les patientes à arrêter le tabac». Car une chose est claire : le risque de maladies cardio-vasculaire ou pulmonaire, pour ne citer que celles-là, augmente bel et bien avec le tabac. Et le risque d'avoir eu un cancer du sein ne change rien à cette affaire...

Même chose pour l'alcool : si le lien entre excès et mortalité par cancer du sein ou récidive de la maladie est loin d'être clairement démontré, limiter sa consommation à un verre ou moins par jour est, de toute façon, un objectif plus que souhaitable.

Prendre des vitamines : avec précautions

-Vitamines C et E : on recommande souvent aux patientes d'éviter la supplémentation pendant la chimiothérapie et la radiothérapie, à cause des effets que cela pourrait avoir sur l'efficacité des traitements. Pourtant, les preuves ne sont pas très claires et une récente méta-analyse évoque même une réduction du risque de récidive et de mortalité associée à la prise de vitamine C. Quant à la vitamine E et aux multivitamines, elles n'ont pas du tout fait la preuve de leur intérêt.

-Vitamine D : un taux élevé de vitamine D a été associé à une moindre mortalité dans plusieurs études, et surveiller ce taux chez toutes les patientes serait «prudent», glissent les chercheurs. D'autant que la vitamine D participe à la minéralisation osseuse, or certains traitements réduisent la densité osseuse de certaines patientes, augmentant ainsi le risque de fractures, précisent les auteurs.

Régime «anti-cancer» et éviction du soja : aucun intérêt

«Aucun style de régime particulier ne semble être plus bénéfique qu'un autre pour réduire le risque de récidive du cancer du sein», affirment les auteurs. Des études ont ainsi comparé le devenir de femmes mangeant beaucoup de fruits et légumes, de céréales complètes et de volailles, à d'autres faisant la part belle aux céréales, aux viandes transformées et à la viande rouge : des taux de récidives similaires ont été constatés. Des études ont identifié un bénéfice du régime méditerranéen (fruits et légumes, graisses insaturées, poissons, céréales complètes), mais une récente méta-analyse n'a pas confirmé cet effet.

Quant au soja, est-il vraiment l'ennemi des femmes ayant eu un cancer du sein? Les patientes se voient souvent conseiller, par pléthores de sites internet, de voire leur médecin, d'éviter d'en consommer. «Les résultats des études cliniques ne soutiennent pas ces recommandations», assènent les auteurs. Certains produits (edamame, tofu, soupe miso…) riches en protéines appelées isoflavones, qui agissent dans l'organisme comme des œstrogènes, pourraient même avoir un effet anticancer selon des études précliniques. D'autres études suggèrent que la consommation de soja… réduit le risque de récidive ! Bref, difficile en l'état de conclure à un bénéfice du soja, mais «il existe assez de preuves pour conclure que les produits contenant du soja n'ont pas besoin d'être évités».

Vocabulaire

bannir	[banir] v.t. 排除，消除
soja	[sɔʒa] n.m. 大豆
chimiothérapie	[ʃimjoterapi] n.f. 化疗
radiothérapie	[radjoterapi] n.f. 放射疗法
épée	[epe] n.f. 剑
abreuver	[abrœve] v.t. 大量地给予
pertinent, e	[pɛrtinã, ã:t] adj. 恰当的，中肯的
faire le point	分析情况
modification	[mɔdifikasjɔ̃] n.f. 改变，变化
éplucher	[eplyʃe] v.t. 仔细检查，严格审查
littérature	[literatyr] n.f. 专题文献
méta-analyse	[meta- analiz] n.f. 集成分析，综合分析
s'adonner	[sadɔne] v.pr. 专心于，醉心于，沉湎于
proportion	[prɔpɔrsjɔ̃] n.f. 比，比例
veiller à	注意
gain	[gɛ̃] n.m. 收入，收益
grignotage	[griɲɔtaʒ] n.m. 逐步破坏，慢性损失
antistress	[ãtistrɛs] adj. 反紧张的，抗应激的
toucher à	碰，动，接触
fortement	[fɔrtəmã] adv. 非常，很
démontrer	[demɔ̃tre] v.t. 论证，证明
plus que	不止是，超过
souhaitable	[swɛtabl] adj. 所希望的
supplémentation	[syplemãtasjɔ̃] n.f. 补充
multivitamine	[myltivitamin] n.f. 含有多种维生素
minéralisation	[mineralizasjɔ̃] n.f. 矿化
osseux, se	[ɔsø, ø:z] adj. 骨的，骨质的
densité	[dãsite] n.f. 密度
devenir	[dəvnir] n.m. 前途，未来
faire la part belle à	很重视……

insaturé, e	[ɛ̃satyre] *adj.*	不饱和的
pléthore	[pletɔr] *n.f.*	过多
assener	[as(ə)ne] *v.t.*	猛烈地给予（打击）
edamame	[edamame] *n.m.*	毛豆
tofu	[tɔfu] *n.m.*	豆腐
miso	[mizɔ] *n.m.*	味噌
isoflavone	[izɔflavɔn] *n.f.*	异黄酮
anticancer	[ɑ̃tikɑ̃sɛr] *adj.*	抗癌
préclinique	[preklinik] *adj.*	临床前的
en l'état		处于正常状态，处于原来状态
conclure à		做出结论，断定

Notes

1. Une équipe du Centre des sciences de la santé Sunnybrook, à Toronto (Canada), fait le point sur les modifications du style de vie les plus efficaces pour améliorer le pronostic de guérison et éviter la récidive, hors facteurs de risques particuliers (stade auquel le cancer a été détecté, risques génétiques, âge...).

   加拿大多伦多的卫生科学中心 Sunnybrook 的一个团队分析了为使身体能够更好的恢复，防止乳腺癌复发的最有效的生活方式的改变，这个分析排除了一些特殊的危险因素（比如癌症被检测期，基因危险，年龄等）。

2. De plus en plus de centres de traitement du cancer proposent des programmes sportifs à leurs patientes, mais il faut donc aussi veiller à transformer cette pratique en habitude de long terme.

   越来越多的癌症治疗中心向它们的病人推出一些运动计划，但是也要注意把这种实践操作变成长期的习惯。（这里用了两个短语，一个是 veiller à 意思是"注意……"，另外一个是 transformer qqch en qqch，意思是"把……变成……"）

3. En revanche, prendre du poids pendant ou après le traitement (gain de 10% ou plus de son poids initial) augmente le risque de récidive, et ce quel que soit l'indice de masse corporel au moment

du diagnostic.

相反，无论诊断时的体重指数是多少，在治疗期间或治疗后体重增加（比最初的体重增加 10% 或更多）就会加大复发的危险。(et ce 的意思是 "虽然……")

4. Heureusement, peu de patientes grossissent de plus de 10%. Mais elles prennent en moyenne 2,5 à 5 kilos pendant leur traitement, pour de multiples raisons (grignotage «antistress», moindre activité à cause de la fatigue, effets secondaires de certains traitements en particulier hormonaux...)

幸运的是，很少有病人胖得超过 10%。在治疗期间由于很多原因（抗应激的逐步破坏，由于累活动比以前少以及一些治疗的副作用特别是激素治疗）她们体重平均增加了 2.5 到 5 公斤。

5. Car une chose est claire : le risque de maladies cardio-vasculaire ou pulmonaire, pour ne citer que celles-là, augmente bel et bien avec le tabac. Et le risque d'avoir eu un cancer du sein ne change rien à cette affaire...

因为有一件事是明确的：心血管疾病和肺部疾病，虽然我们只举了这几种病，确确实实会因为吸烟增加患病的风险。得乳腺癌在这一点上也是一样的。

6. Vitamine D : un taux élevé de vitamine D a été associé à une moindre mortalité dans plusieurs études, et surveiller ce taux chez toutes les patientes serait «prudent», glissent les chercheurs. D'autant que la vitamine D participe à la minéralisation osseuse, or certains traitements réduisent la densité osseuse de certaines patientes, augmentant ainsi le risque de fractures, précisent les auteurs.

维生素 D：在很多研究中维生素 D 比率的提高与很少量的死亡有关，我们可能得非常谨慎地监控维生素 D 在所有病人身体里的比率，研究员略提了一下。而且维生素 D 会促进骨质矿化，然而某些治疗却会减少某些女病人的骨密度，因此增加了骨折的风险，作者详细地说。（D'autant que 的意思是 "尤其是……，特别是……"）

7. Bref, difficile en l'état de conclure à un bénéfice du soja, mais «il

existe assez de preuves pour conclure que les produits contenant du soja n'ont pas besoin d'être évités».

简而言之，很难按照原来的状态来对大豆的益处做一个定论，但是有很多的证据可以断言含大豆的产品不需要被排除在外。

Grammaire

I. 复合关系代词

法语关系代词有简单词形和复合词形，复合关系代词的词形是 lequel, laquelle, lesquels, lesquelle。在使用中，这些关系代词通常都和介词组合在一起，在句中充当状语或间接宾语。复合关系代词和介词 à 可以缩合成 auquel, à laquelle, auxquels, auxquelles，和介词 de 可以缩合成 duquel, de laquelle, desquels, desquelle。

1. 先行词是物或动物，用介词加 lequel/laquelle/lesquels/lesquelles。先行词是人介词加 qui

   Ex: La pomme de terre est un légume avec lequel on fait des frites.

   Regarde ces photos sur lesquelles tu verras notre nouvelle maison.

   Prends ton dictionnaire sans lequel tu ne peux pas faire tes devoirs.

   Ce sont des livres auxquels mon père s'intéresse beaucoup.

   C'est un ami avec qui je vais souvent faire du vélo.

2. 在介词短语后面不能用 dont，只能用 duquel(指物) 或 de qui(指人)。这些介词短语有 à côté de, près de, à cause de, au-dessus de, au milieu de, au cours de 等

   Ex: Il y a souvent des concerts dans l'opéra en face duquel j'habite.

   Dans leur chambre, il y a un lit près duquel ils ont placé un chevet.

   La femme à côté de qui j'étais assis n'a pas cessé de pleurer.

3. 当关系代词是名词的补语，而这个名词前又有介词时，不能用 dont，用 duquel(指物)，de qui (指人)

   Ex: Le quartier dans les rues duquel je me promène est très animé.

   Voilà l'homme sur l'aide de qui j'ai enfin trouvé un appartement.

II. 表达时间的短语

法语中表达时间可以用介词和短语来表达，这些短语有：

1. à 后面加名词，意思是"在……"

   Ex: J'ai rendez-vous avec M.Levasseur à 10 heures.

2. lors de 后面加名词，用在书面语里多一些，意思是"当……时候"

   Ex: J'ai rencontré Julie lors de mon voyage en Italie.

3. avant 后面加名词，avant de 后面加动词不定式，意思是"在……之前"

   Ex: Il ne se couche jamais avant 11 heures du soir.

   Avant de faire ses devoirs, il révise un peu.

4. après 后面加名词或动词不定式的过去式，意思是"在……之后"

   Ex: Elle regarde la télévison après le dîner.

   Elle boit une tasse de thé après avoir dîné.

5. dès 后面加名词，意思是"从……起"

   Ex: Je te téléponerai dès mon arrivée en France.

6. jusqu'à 后面加名词，意思是"直到"

   Ex: Hier, il a travaillé jusqu'à deux heures du matin.

7. pendant 后面加名词，意思是"在……期间"；au cours de 后面加名词，
   用在书面语中，意思是"在……过程中"；durant 后面加名词，用在书
   面语中，意思是"在……期间"

   Ex: Pendant mes études à Toulouse, je me suis fait beaucoup d'amis.

   Cet empereur fit plusieurs conquêtes au cours de sa vie.

   Il a travaillé durant toute la semaine.

8. pour 预计将来的一段时间，后面加名词

   Ex: Il restera à Paris pour une semaine.

9. en 表示完成一个动作必须的时间，后面加名词，意思是"在……时间之内"

   Ex: Pourriez-vous en quelques minutes vous présenter à nos
   téléspectateurs ?

10. dans 只用在将来时中，表示在多长时间之后，后面加名词，意思是
    "在……时间之后"

    Ex: Le train va partir dans quelques minutes.

    Patrick retournera à Paris dans une semaine.

11. il y a 只用在过去的时态中，表示"在多长时间之前"

Ex: Pascal a téléphoné il y a deux heures.

12. depuis 表示一个动作的开始点，这个动作还在延续。这个介词可以用在现在时和未完成过去时中，意思是"自从"

Ex: Je suis ici depuis une semaine.

On se connaît depuis longtemps.

注意： 当复合过去时指一个过去的动作对现在有影响的时候，depuis 也可以用在复合过去时中。

(1) 助动词是 être 的动词

Ex: Il est parti depuis une heure. (=Il est absent.)

(2) 用否定形式的动词

Ex: Je n'ai pas vu ma sœur depuis trois mois

(3) 表示逐渐发展的的动词，比如 grandir, augmenter, progresser, 或包含变化意思的动词，比如 finir, quitter

Ex: Elle a quitté sa ville natale depuis 20 ans.

13. il y a...que/ça fait...que/depuis 这三个短语可以互换

Ex: Ça fait 3 ans que je travaille dans ce restaurant.

IL y a longtemps que je n'ai pas vu Patrick

14. de...à, depuis...jusqu'à，这两个短语的意思都是"从……到……"

Ex: Je serai libre de 8 heures à mïdi.

Le magasin est ouvert du lundi au vendredi.

Je serai en France depuis le 10 octobre jusqu'au 15 décembre.

15. à partir de 它表示一个时间的出发点，意思是"从……开始"

Ex: J'arrête de fumer à partir d'aujourd'hui.

Je serai libre à partir du 11 novembre.

J'anime cette émission à partir de 20 heures.

16. au moment de 后面加名词或动词不定式，意思是"在……时候"

Ex: Au moment du grand départ, il y a sûrement des embouteillages sur les autoroutes.

Au moment de partir, elle a reçu un coup de téléphone.

17. au bout de 指一段时间的结束，意思是"在……时间之后"

Ex: Il a perdu la patience au bout de quelques minutes.

18. en attendant 后面加名词，意思是"在此期间"；en attendant de 后面加动词不定式，意思是"直到做……的时候"

Ex: L'enfant s'amuse avec le chat en attendant le retour de son père.

Les gens bavardaient dans la salle d'attente en attendant de pouvoir monter dans le train.

19. au fur et à mesure de 后面加名词，意思是"随着"

Ex: Au fur et à mesure du développement de l'économie, la vie s'améliore beaucoup.

20. d'ici(à) 后面加名词，意思是"从现在开始到……"

Ex. D'ici la fin du mois, les cours seront terminés.

Exercices

I. Questions sur le texte

1. Quels sont les différentes étapes de traitement pour les femmes à qui est diagnostiqué un cancer du sein en France ?

2. Quel comportement est le plus efficace pour éviter la récidive ?

3. Est-ce que beaucoup de femmes ayant été traitées pour un cancer du sein font du sport pour baisser le risque de récidive ?

4. Est-ce que perdre du poids permet d'améliorer (leur pronostic)/les chances de guérison ?

5. Pourquoi est-ce que les patientes du cancer du sein prennent en moyenne 2,5 à 5 kilos pendant leur traitement ?

6. Est-ce qu'arrêter de fumer après un diagnostic de cancer du sein change le risque de récidive ?

7. Est-il prouvé scientifiquement qu'arrêter le tabac et limiter la consommation de l'alcool sont bénéfiques aux patientes du cancer du sein ?

8. Pourquoi est-ce que surveiller le taux de vitamine D chez toutes les patientes serait prudent ?

9. Quel style de régime semble plus bénéfique pour réduire le risque de récidive du cancer du sein ?

10. Est-ce qu'il faut vraiment éviter de consommer du soja pour réduire le risque de récidive ?

Lecture

Le cancer du sein peut aussi toucher des femmes jeunes

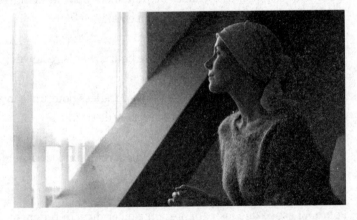

Chaque année en France, environ 3000 femmes de moins de 40 ans se voient diagnostiquer une tumeur mammaire.

Une grosseur ou une rougeur au niveau du sein : les symptômes d'un cancer du sein sont parfois discrets, voir inexistants. Ils passent donc souvent inaperçus, et plus encore lorsqu'ils touchent les jeunes femmes pour qui le risque demeure assez méconnu. Pourtant, sur les 58.000 cas de cancer du sein diagnostiqués chaque année en France, 3000 concernent des femmes de moins de 40 ans soit environ 5% des cas. Quels symptômes doivent alerter? Quand faut-il consulter ? Florence Coussy et Barbara Pistilli, respectivement oncologues à l'institut Curie et à l'Institut Gustave Roussy, répondent à ces questions.

Un cancer du sein, c'est quoi?
Il s'agit d'un dérèglement de cellules de la glande mammaire, qui se multiplient et forment une tumeur. Ces cellules cancéreuses peuvent appartenir aux canaux galactophores, qui collectent le lait, ou aux lobules, qui produisent ce dernier. En se multipliant, elles peuvent envahir les tissus alentours. «Il existe plusieurs types de cancers, en fonction des récepteurs présents à la surface des cellules concernées : les cancers hormono-dépendants sont les plus répandus, autour de 70% des cas. Les cancers du sein de type HER 2 positif et triple négatif représentent chacun environ 15% à 18% des cas, explique le Dr Pistilli. Ce dernier type de tumeur est plus agressif et plus complexe à traiter». Il est également légèrement plus fréquent chez les femmes jeunes.

«Connaître ses seins»
Quel que soit l'âge auquel le cancer se manifeste, les symptômes sont les mêmes. «Globalement, dès la moindre anomalie au niveau du sein, il faut consulter rapidement son gynécologue, et ne pas rester sans diagnostic», résume la spécialiste de l'Institut Curie. Il peut s'agir d'une grosseur au niveau du sein ou de l'aisselle, d'une douleur, d'écoulements, d'une modification de l'aspect de la peau ou du mamelon... «L'important est de bien connaître ses seins, et

d'être capable de remarquer si une anomalie ou une modification apparaît», préconise le Dr Coussy.

Heureusement, la plupart du temps ces symptômes sont dus à des anomalies bénignes. «Les mastodynies, douleurs au niveau des seins, peuvent par exemple être liées aux hormones du cycle menstruel, et sont donc souvent bénignes», explique le Dr Coussy. Ces douleurs surviennent majoritairement en deuxième partie de cycle, après l'ovulation, lorsque les seins augmentent de volume. Un gonflement ou une douleur peuvent également être liés à un kyste ou un adénofibrome, une tumeur bénigne fréquente chez les jeunes femmes.

Aller régulièrement chez le gynécologue

C'est pour différencier ces anomalies d'un cancer qu'il est très important de se rendre chez son médecin dès que l'on constate une anomalie. Des contrôles échographiques, éventuellement une biopsie, pourront être réalisés. De manière générale, il est fortement conseillé de se rendre chez son gynécologue au moins une fois par an pour une visite de contrôle. «Chez des patientes ayant de lourds antécédents familiaux de cancer du sein, voire des patientes dont on sait qu'elles portent une mutation génétique, nous proposons une surveillance particulière, incluant parfois des imageries», précise la spécialiste de l'institut Curie. Après 50 et jusqu'à 74 ans, un dépistage est organisé : il consiste en une mammographie et un examen clinique tous les deux ans.

Autre rendez-vous important : la consultation intégralement remboursée par l'assurance maladie proposée à 25 ans. Portant également sur le cancer du col de l'utérus, elle consiste en un dépistage et de la prévention. «L'objectif est de faire passer le message : un cancer du sein avant 40 ans, c'est rare, mais ça arrive», poursuit la spécialiste le Dr Coussy.

Alcool, tabac, surpoids, génétique : une maladie multifactorielle

Les femmes jeunes ignorent souvent les facteurs de risque. «Alcool, tabac, surpoids, obésité, sédentarité... Il y a beaucoup de facteurs de risque du cancer du sein, quel que soit l'âge de la patiente» explique le Dr Pistilli. Selon Santé publique France, sur les 28.000 cancers imputables à l'alcool en 2015 en France, 8100 étaient des cancers du sein. De même, des études ont montré le lien entre surcharge pondérale et cancer du sein, alors même que l'obésité et le surpoids sont en augmentation en France.

Mais les cancers du sein peuvent également être génétiques. «Dans la population générale, 5% des cancers du sein sont liés à une mutation, alors que chez les femmes jeunes ce chiffre s'élève à 12%. C'est pour cela que nous proposons une consultation d'oncogénétique aux patientes jeunes», précise le Dr Pistilli.

À l'inverse, la pratique régulière d'une activité physique réduirait de 20% le risque de développer un cancer du sein. Enfin, l'allaitement et la grossesse réduisent eux aussi le risque de ce cancer.

Vocabulaire

se voir faire	处于（作半助动词用）
grosseur	[grosœr] *n.f.* 肿块
rougeur	[ruʒœr] *n.f.* 皮肤上的红斑
au niveau de	在……一级，在……方面
discret, ète	[diskrɛ, ɛt] *adj.* 不引人注目的
inexistant, e	[inɛgzistɑ̃, ɑ̃:t] *adj.* 不存在的
inaperçu, e	[inapɛrsy] *adj.* 未被觉察的，未被注意的
méconnu, e	[mekɔny] *adj.* 不为人所知的
canal	[kanal] *n.m.* （解剖学）管
galactophore	[galaktɔfɔr] *adj.* 输乳的
lobule	[lɔbyl] *n.m.* （解剖学）小叶

se multiplier	[səmyltiplije] *v.pr.* 增加，增多
récepteur	[resɛptœr] *n.m.* (生理学) 感受器
hormono-dépendant	[ɔrmɔnodepɑ̃dɑ̃] *adj.* 激素依赖的
se manifester	[sə manifɛste] *v.pr.* 显示出来，表现出来
aisselle	[ɛsɛl] *n.f.* 腋窝，胳肢窝
écoulement	[ekulmɑ̃] *n.m.* 流出，溢出
mamelon	[mamlɔ̃] *n.m.* 乳头
mastodynie	[mastɔdini] *n.f.* 乳房痛
menstruel, e	[mɑ̃strɥɛl] *adj.* 月经的
majoritairement	[maʒɔritɛrmɑ̃] *adv.* 占多数地
ovulation	[ɔvylasjɔ̃] *n.f.* 排卵
kyste	[kist] *n.m.* 囊肿
adénofibrome	[adenɔfibrɔm] *n.m.* 纤维腺瘤
différencier	[diferɑ̃sje] *v.t.* 区别，区分
échographique	[ekografik] *adj.* 超声波检查的
mutation génétique	基因突变
inclure	[ɛ̃klyr] *v.t.* 包含
consister en	关于，由……组成
mammographie	[mamɔgrafi] *n.f.* (X线) 乳腺造影术
multifactoriel, le	[myltifaktɔrjɛl] *adj.* 多种因素的
imputable	[ɛ̃pytabl] *adj.* 应归咎于……的
même que	*loc.conj.* 甚至
oncogénétique	[ɔ̃kɔʒenetik] *n.f.* 癌症遗传学
allaitement	[alɛtmɑ̃] *n.m.* 喂奶，哺乳

Unité 14
Insomnie: quelles sont les alternatives aux somnifères ?

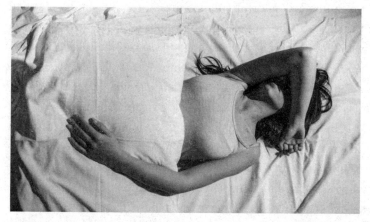

NOS CONSEILS SANTÉ-À l'occasion de la journée internationale du sommeil qui a lieu ce vendredi, focus sur ce problème qui touche plus d'un Français sur dix.

Des nuits entières à scruter le plafond sans réussir à fermer l'œil, des réveils nocturnes intempestifs sans pouvoir retrouver les bras de Morphée… Qui n'a jamais connu une insomnie au moins une fois dans sa vie? Si elle reste occasionnelle pour la plupart des gens, 15% à 20% des Français en sont régulièrement atteints. Avec à la clé, une forme physique diminuée et une humeur instable. Alors pour réussir à dormir, un tiers de ces noctambules involontaires chroniques prennent des somnifères. Des médicaments qui, sur le long terme, ne sont pas sans risque. Quelles sont les alternatives ? *Le Figaro* fait le point.

Qu'est-ce qu'une insomnie ?

Avant de soigner son insomnie, encore faut-il être certain d'être insomniaque. «L'insomnie chronique répond à des critères précis», explique le Pr Damien Léger, responsable du centre du sommeil à l'hôpital de l'Hôtel-Dieu à Paris. «On distingue trois types d'insomnie : l'insomnie à l'endormissement, quand le patient met plus de 30 minutes à s'endormir ; l'insomnie de maintien du sommeil, lorsqu'il se réveille plus de 30 minutes plusieurs fois dans la nuit ; et l'insomnie par réveil précoce, quand il se réveille une heure avant l'heure choisie.» On ne parle d'insomnie que si l'un ou plusieurs de ces signes se manifestent plusieurs fois par semaine depuis plus de trois mois, avec une répercussion sur la vie quotidienne.

Pour venir à bout d'une insomnie, il faut d'abord essayer d'en trouver la cause, ce qui n'est pas toujours facile. Cette incapacité à trouver le sommeil peut être due à une maladie ou à un trouble, comme l'apnée du sommeil, à des douleurs chroniques ou encore aux effets secondaires de certains médicaments. Une insomnie peut aussi être la conséquence de problèmes psychiques (troubles anxieux, dépression...).

Mais les choses ne sont pas toujours aussi cloisonnées : le corps et l'esprit étant intimement liés, une insomnie causée par des douleurs chroniques peut à son tour engendrer une dépression, qui renforcera l'insomnie. «Une cause psychique est souvent incriminée sans qu'il n'y ait eu au préalable la recherche d'une cause organique», met toutefois en garde le Pr Léger. D'où l'importance d'un interrogatoire précis de la personne, accompagné d'un examen clinique rigoureux et, dans certains cas, d'une prise de sang.

Si l'insomnie est la conséquence d'une maladie, il faut commencer par prendre en charge cette maladie. Dans le cas de douleurs chroniques par exemple, les médicaments antidouleur sont souvent indispensables pour trouver un meilleur sommeil.

Quelle qu'en soit la cause, le traitement de l'insomnie s'appuie d'abord sur des mesures de bon sens. Se coucher et se lever à des horaires réguliers; éviter la consommation de café, d'alcool et de tabac avant de se coucher ; bien réguler la température de sa chambre ; ne pas utiliser d'écran dans les 30 minutes qui précèdent l'endormissement ; ne pas trop manger le soir; éviter toutes sources de nuisances sonores ; enfin, pratiquer une activité physique régulière.

La thérapie cognitivo-comportementale : une alternative efficace

Par ailleurs, plusieurs alternatives non médicamenteuses ont fait la preuve de leur efficacité. C'est le cas des thérapies cognitivo-comportementales (TCC), pratiquées par des psychologues et des médecins spécialisés, qui visent à changer certaines habitudes et pensées erronées. L'objectif est de réduire l'anxiété générée par l'insomnie car c'est un facteur aggravant.

«Dans mon service hospitalier, les séances de TCC se déroulent sur 5 sessions de 2 heures avec des groupes de 8 à 10 personnes», explique le Professeur Léger. «Grâce à un agenda de sommeil qu'il remplit quotidiennement, le patient identifie les mauvaises habitudes et pensées qui favorisent son insomnie puis apprend à les modifier. Il dédramatise son trouble et réduit ainsi l'anxiété qui perturbe son sommeil.» Néanmoins, on compte encore trop peu d'unités comme celle de l'Hôtel-Dieu et seulement une centaine de praticiens spécialistes en TCC du sommeil (médecins et psychologues) exercent sur l'ensemble du territoire.

Les méthodes de relaxation comme la sophrologie, basées sur des exercices de respiration, permettent également d'améliorer la qualité du sommeil.

D'autres thérapies existent mais les données scientifiques montrent que leur efficacité est plus modeste. C'est notamment le cas de l'hypnose, qui n'a sa place que lorsque l'insomnie est due à un événement traumatique bien identifié, ainsi que de la luminothérapie (l'exposition quotidienne à une lampe à rayons ultraviolets qui reproduisent les effets du soleil pendant quelques minutes), qui n'est utile qu'en cas de décalage du rythme veille-sommeil.

Quant à la mélatonine, l'hormone du sommeil, elle n'est recommandée qu'aux personnes âgées ayant un déficit avéré mis en évidence par une prise de sang. Enfin, les tisanes de plantes comme la valériane, le tilleul ou la passiflore n'ont pas montré d'efficacité scientifiquement validée mais elles peuvent s'avérer bénéfiques en favorisant un moment propice à la détente avant de se coucher.

La solution de dernier recours reste la prise de médicaments hypnotiques, les somnifères, qui provoquent un état de somnolence artificiel. «Ces médicaments doivent être utilisés sur la plus courte durée possible (moins de 1 mois, NDLR) car ils peuvent créer une accoutumance sur le long terme ainsi qu'un syndrome de sevrage à l'arrêt», souligne le Pr Léger. «Toutefois, chez un grand nombre de patients insomniaques sévères, les hypnotiques demeurent la seule option véritablement efficace.»

Vocabulaire

insomnie	[ɛ̃sɔmni] *n.f.*	失眠
alternative	[altɛrnativ] *n.f.*	替代办法
somnifère	[sɔmnifɛr] *n.m.*	安眠药
focus	[fɔkys] *n.m.*	聚焦
scruter	[skryte] *v.t.*	仔细观察
plafond	[plafɔ̃] *n.m.*	天花板
réveil	[revɛj] *n.m.*	醒，睡醒
intempestif, ve	[ɛ̃tɑ̃pɛstif, i:v] *adj.*	不适时的，不合时宜的
Morphée	[mɔrfe]	摩耳甫斯
occasionnel, le	[ɔkazjɔnɛl] *adj.*	偶然的

instable	[ɛ̃stabl] *adj.* 不稳定的	
noctambule	[nɔktɑ̃byl] *n.* 梦游的人	
involontaire	[ɛ̃vɔlɔ̃tɛr] *adj.* 非本意的，非自愿的	
insomniaque	[ɛ̃sɔmnjak] *adj.* 患失眠症的；*n.* 失眠症患者	
endormissement	[ɑ̃dɔrmismɑ̃] *n.m.* 入睡	
répercussion	[repɛrkysjɔ̃] *n.f.* 影响	
incapacité	[ɛ̃kapasite] *n.f.* 无能力	
anxieux, se	[ɑ̃ksjø, ø:z] *adj.* 焦虑的，忧虑的	
dépression	[deprɛsjɔ̃] *n.f.* 抑郁	
cloisonner	[klwazɔne] *vt.* 分离	
organique	[ɔrganik] *adj.* 器官的	
mettre en garde	提醒	
rigoureux, se	[rigurø, ø:z] *adj.* 严厉的，严格的	
antidouleur	[[ɑ̃tidulœr] *adj.* 解痛的，镇痛的	
bon sens	常识	
réguler	[regyle] *v.t.* 控制	
nuisance	[nɥizɑ̃s] *n.f.* 危害，有害影响	
sonore	[sɔnɔr] *adj.* 声音的	
cognitivo-comportemental, ale	[kɔɲitivokɔ̃pɔrtmɑ̃tal] *adj.* 认知行为的	
médicamenteux, se	[medikamɑ̃tø, ø:z] *adj.* 有药效的，含有药物的	
viser à	以……为目的	
erroné, e	[ɛrɔne] *adj.* 错误的	
anxiété	[ɑ̃ksjete] *n.f.* 忧虑，焦虑	
générer	[ʒenere] *v.t.* 生殖；产生，发生	
aggravant, e	[agravɑ̃, ɑ̃:t] *adj.* 使严重的，使恶化的	
hospitalier, ère	[ɔspitalje, ɛ:r] *adj.* 医院的	
session	[sɛsjɔ̃] *n.f.* 期	
dédramatiser	[dedramatize] *v.t.* 除去……的戏剧性，缓和，平息	
unité	[ynite] *n.f.* 单位	

sophrologie	[sɔfrɔlɔʒi] *n.f.*	修身养性，自我修养
hypnose	[ipnoz] *n.f.*	催眠（状态）
traumatique	[tromatik] *adj.*	创伤性的，外伤性的
luminothérapie	[lyminoterapi] *n.f.*	光疗法
ultraviolet	[yltravjɔlɛ] *adj.*	紫外线的
reproduire	[rəprɔdЧir] *v.t.*	再现
veille-sommeil	[vɛjsɔmɛj]	清醒睡眠
mélatonine	[melatɔnin] *n.f.*	褪黑激素
déficit	[defisit] *n.m.*	短缺，不足
mettre en évidence		使突出；强调
valériane	[valerjan] *n.f.*	缬草
tilleul	[tijœl] *n.m.*	椴花茶
passiflore	[pasiflɔr] *n.f.*	西番莲
scientifiquement	[sjãtifikmã] *adv.*	科学地，在科学上
valider	[valide] *v.t.*	声明有效
propice	[prɔpis] *adj.*	有利的
hypnotique	[ipnɔtik] *adj*	催眠的，安眠的
accoutumance	[akutymã:s] *n.f.*	习惯，适应
sevrage	[səvraʒ] *n.m.*	断奶

Notes

1. Des nuits entières à scruter le plafond sans réussir à fermer l'œil, des réveils nocturnes intempestifs sans pouvoir retrouver les bras de Morphée...

   整夜整夜的盯着天花板也没法合眼，半夜不应该醒来却经常醒来，然后再也没有睡意。（这里 les bras de Morphée 是一个比喻，本意是是摩尔甫斯的手臂，摩尔甫斯是希腊神话中的梦神，être dans les bras de Morphée 是 "在梦乡中" 的意思。）sans pouvoir retrouver les bras de Morphée 就是指 "没有睡意"。

2. «Une cause psychique est souvent incriminée sans qu'il n'y ait eu au préalable la recherche d'une cause organique», met toutefois

en garde le Pr Léger.

人们事先没有对器官方面的原因进行研究就经常指责是心理的原因。莱热教授提醒说。

3. Quelle qu'en soit la cause, le traitement de l'insomnie s'appuie d'abord sur des mesures de bon sens.

无论原因是什么，失眠症的治疗首先要依靠一些常识性的手段。

4. C'est le cas des thérapies cognitivo-comportementales (TCC), pratiquées par des psychologues et des médecins spécialisés, qui visent à changer certaines habitudes et pensées erronées.

认知行为治疗就属于这种案例。一些心理学家和专科医生用这种治疗方法。这种治疗的目的是改变某些错误的习惯和想法。

5. «Dans mon service hospitalier, les séances de TCC se déroulent sur 5 sessions de 2 heures avec des groupes de 8 à 10 personnes», explique le Professeur Léger. «Grâce à un agenda de sommeil qu'il remplit quotidiennement, le patient identifie les mauvaises habitudes et pensées qui favorisent son insomnie puis apprend à les modifier. Il dédramatise son trouble et réduit ainsi l'anxiété qui perturbe son sommeil.»

在我们科室，几场认知行为治疗分五期进行，每期两小时，人数是8到10个人。莱热教授说。病人有一个睡眠记事本，每天都要填写，有了这个记事本，他就可以发现一些导致失眠的坏习惯和想法，然后学着改变这些坏习惯。这样就可以缓解睡眠障碍，因此也减少了扰乱睡眠的焦虑情绪。

6. D'autres thérapies existent mais les données scientifiques montrent que leur efficacité est plus modeste. C'est notamment le cas de l'hypnose, qui n'a sa place que lorsque l'insomnie est due à un événement traumatique bien identifié, ainsi que de la luminothérapie (l'exposition quotidienne à une lampe à rayons ultraviolets qui reproduisent les effets du soleil pendant quelques minutes), qui n'est utile qu'en cas de décalage du rythme veille-sommeil.

也有其他的治疗方法。但科学数据显示它们的效果不明显。特别是催眠法。它只对那种已经验证的创伤性事件引起的失眠有效。还有光疗法（光疗法就是日常暴露在有紫外线光的灯下，这种紫外线在几分钟内会仿造出太阳的效果），这种疗法只对生物钟作息节奏紊乱的情况有效。

7. Quant à la mélatonine, l'hormone du sommeil, elle n'est recommandée qu'aux personnes âgées ayant un déficit avéré mis en évidence par une prise de sang.

至于褪黑激素，即睡眠激素，只推荐给验血后发现褪有黑激素不足的老年人使用。

8. «Ces médicaments doivent être utilisés sur la plus courte durée possible (moins de 1 mois, NDLR) car ils peuvent créer une accoutumance sur le long terme ainsi qu'un syndrome de sevrage à l'arrêt», souligne le Pr Léger.

这些药应该尽可能短期使用（不到一个月，编者按）因为它会形成长期的习惯以及戒药综合症，莱热教授强调说。

Grammaire

I. qui 引导的关系从句

关系代词 qui 可以代替人也可以代替物，在关系从句中作主语。

1. 代人作主语

Ex: L'actrice qui parle avec des journalistes s'appelle Sophie.

2. 代物作主语

Ex: Mais les choses ne sont pas toujours aussi cloisonnées : le corps et l'esprit étant intimement liés, une insomnie causée par des douleurs chroniques peut à son tour engendrer une dépression, qui renforcera l'insomnie.

La solution de dernier recours reste la prise de médicaments hypnotiques, les somnifères, qui provoquent un état de somnolence artificiel.

Vincent habite dans un studio qui se trouve en banlieue.

3. qui 前面有介词，这时候 qui 只能指人

Ex: C'est un ami avec qui je vais souvent au cinéma.

La fille à qui nous parlons est charmante.

II. 倒装

1. 在以 comme 引导的比较从句中要倒装

   Ex: Le corps humain fonctionne comme fonctionne une machine.

2. 在以 si 引导的对立从句中

   Ex: Une personne, si riche soit-elle, ne doit pas gaspiller d'argent.

3. 在以 à peine, aussi, sans doute, peut-être, encore 开头的句子中

   Ex: À peine avait-il fini ses dvoirs que l'on l'a appelé au téléphone

   Le bijou est très beau , aussi coûte-t-il cher.

   Sans doute s'est-t-il enfin habitué à la nouvelle vie à Paris.

   Peut-être a-t-il oublié le rendez-vous.

   Avant de soigner son insomnie, encore faut-il être certain d'être insomniaque.

4. 在一些固定词组中也会出现主谓倒装的现象，如 encore faudrait-il que (还要)，toujours est-il que(然而，总而言之)

   Ex: Il a fait beaucoup d'efforts. Toujours est-il qu'il n'a pas réussi le concours national.

Exercices

I. Questions sur le texte

1. Quelle est la proportion de Français vraiment touchés par le problème de l'insomnie ?

2. « Retrouver les bras de Morphée », qu'est-ce que cela veut dire ?

3. Quelle est la conséquence de l'insomnie sur la santé ?

4. Pour réussir à dormir, on prend quels médicaments exactement ?

5. Il y a combien de types d'insomnie ? Lesquels ?

6. Sur quels critères objectifs peut-on dire qu'une personne est réellement insomniaque ?

7. Quelles sont les causes de l'insomnie ?

8. Dans la recherche de la cause de l'insomnie, qu'est-ce que l'on néglige souvent ?

9. En matière de traitement de l'insomnie, quelles sont les mesures de bon sens ?

10. Quel est l'objectif de la thérapie cognitivo-comportementale ?

11. À l'exception de la thérapie cognitivo-comportementale, est-ce qu'il y a d'autres alternatives aux somnifères ? Lesquelles ?

12. Pourquoi est-ce que les somnifères doivent être utilisés sur la plus courte durée possible ?

Lecture

Sommeil : pourquoi nos besoins changent avec l'âge ?

Le temps de sommeil dont on a besoin varie avec l'âge. En cause ? La qualité du sommeil n'est pas la même à 3 et à 60 ans.

Tout au long de notre vie, l'éventail de nos nuits se déploie très largement. Nourrissons, nos besoins de sommeil peuvent aller jusqu'à 17 heures. Cette quantité nécessaire diminue ensuite jusqu'à l'adolescence pour s'établir dans une fourchette de 7 à 8 heures. Et, après 65 ans, c'est encore un peu moins. Mais, souligne une étude parue récemment dans la revue scientifique Neuron, c'est davantage la capacité à dormir que les besoins qui se réduisent en vieillissant.

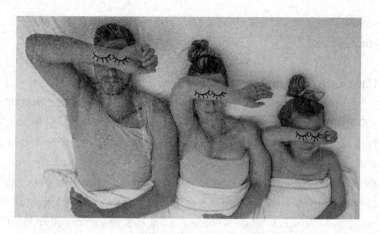

Un constat que partage le Dr Sylvie Royant-Parola, psychiatre, spécialiste du sommeil et présidente du réseau de soins Morphée : «Globalement, sur vingt-quatre heures, la durée de sommeil n'est pas très modifiée. Mais lorsque l'on prend de l'âge, on dort avec un rythme différent, et le sommeil est souvent fractionné». Notre sommeil change en qualité...

L'enfance, période de mise en route du sommeil

Que se passe-t-il dans la prime enfance ? Le rythme naturel d'endormissement se met en place à partir de quatre à six semaines, grâce aux «donneurs» de temps que sont l'alternance du jour et de la nuit, les repas, mais aussi l'heure du coucher et du lever : c'est ainsi que, petit à petit, le bébé va «faire ses nuits». La durée des cycles de sommeil, elle, passe progressivement des 50 à 60 minutes du nouveau-né aux 90 à 120 de l'adulte, dès 3 à 4 ans.

Parallèlement, les siestes, au nombre de trois dans les toutes premières semaines, vont disparaître. Vers 6 mois, il n'y en a plus que deux, vers 18 mois plus qu'une, et entre 4 et 6 ans, elles sont peu à peu totalement supprimées : on estime qu'à 4 ans, la moitié des enfants pratiquent encore la sieste en début d'après-midi, contre 5% à 6 ans et 1% à 7 ans. Mais elles vont réapparaître après la cinquantaine...

Une sieste de 20 minutes très positive

D'après le Pr Matthew Walker, coauteur de l'article de Neuron, 10% des adultes de 55 à 64 ans font la sieste, et 25% entre 75 et 84 ans. Pour une moitié d'entre eux, elle survient de façon imprévue : cela témoigne de nuits moins reposantes, plus hachées et plus courtes. La durée du sommeil profond et réparateur, qui augmente pendant la petite enfance, baisse entre 6 et 10 ans pour se stabiliser autour de 25% du temps total de sommeil. Avec l'âge, ce sommeil devient moins profond, avec des ondes lentes moins amples.

Ces modifications ont un retentissement important. Car un sommeil plus fragile et davantage d'éveils nocturnes peuvent donner l'impression d'avoir moins dormi. Sans compter que passé un certain âge, comme l'explique le Dr Sylvie Royant-Parola : «On va au lit plus tôt, on devrait donc se réveiller plus tôt, ce que généralement, on ne fait pas. D'où un temps passé au lit trop important, et, en arrière-plan, un sommeil fractionné et une somnolence tout au long de la journée.»

Bien souvent, les personnes âgées n'ont pas leur quota de repos et s'en plaignent-à raison ! Mais, souligne le Dr Sylvie Royant-Parola, elles peuvent y remédier : «Comme le sommeil de la personne âgée se modifie, il faudrait qu'elle se couche relativement tard, qu'elle se lève une fois réveillée, et qu'elle fasse une petite sieste-pas plus de 20 minutes.»

Enfin, pour mieux marquer la différence jour/nuit et ne plus lutter pour s'endormir le soir venu, on a tout intérêt à se promener au grand air. Et ce, à tout âge !

Vocabulaire

se déployer	[sədeplwaje] *v.pr.*	展开，铺开
nourrisson	[nurisɔ̃] *n.m.*	婴儿
s'établir	[setablir] *v.pr.*	被确定
fourchette	[furʃɛt] *n.f.*	幅度；档次
se réduire	[sərediҷir] *v.pr.*	减少
prendre de l'âge		上了年纪
fractionner	[fraksjɔne] *v.t.*	分裂，分割，使分成几部分
prime	[prim] *adj.*	第一的
en place		安排好的，准备就绪的
donneur	[dɔnœr] *n.*	供给者，提供者
alternance	[altɛrnɑ̃:s] *n.f.*	交替，更迭，轮换
faire ses nuits		睡觉
nouveau-né	[nuvone] *n.m.*	新生儿
parallèlement	[paralɛlmɑ̃] *adv.*	同时
réapparaître	[reaparɛtr] *v.i.*	再现
imprévu, e	[ɛ̃prevy] *adj.*	出乎预料的
haché	[aʃe] 嘘音 h *adj.*	断断续续的
réparateur	[reparatœr] *adj.*	使恢复体力的
se stabiliser	[səstabilize] *v.pr.*	稳定下来
onde	[ɔ̃:d] *n.f.*	波段
ample	[ɑ̃pl] *adj.*	丰富的；充分的，广泛的
retentissement	[rətɑ̃tismɑ̃] *n.m.*	回声，回响
éveil	[evɛj] *n.m.*	睡醒
d'où		*loc. adv.* 因此
en arrière-plan		在背景上
quota	[kɔta] *n.m.*	配额；定额
se plaindre	[səplɛ̃dr] *v.pr.*	抱怨
à raison		的确，当然
remédier	[rəmedje] *v.t.indir.*	补救，纠正
se modifier	[səmɔdifje] *v.pr.*	改变，变化
avoir inérêt à		做……是有益处的
au grand air		在室外，在露天

Unité 15
L'attitude du médecin avec son patient a un impact sur sa santé

En coupant la parole à un malade qui relate ses symptômes ou en gardant les yeux sur son ordinateur, le praticien réduit l'efficacité de sa consultation.

Regarder son patient dans les yeux, lui donner le temps de décrire ses symptômes sans l'interrompre ou poser des questions ouvertes ne sont pas seulement de banales marques d'attention, mais une véritable compétence clinique. Selon une étude publiée dans la revue scientifique PLOS ONE , la qualité de la relation entre le médecin et ses malades influe directement sur le résultat de la consultation. «Des interventions visant à améliorer la communication ont un effet mesurable sur certains marqueurs de l'état de santé, comme la pression artérielle, la perte de poids ou les scores de douleur», indique le Dr John Kelley, chercheur à l'université de Harvard dans le Massachusetts.

Avec son équipe, ce spécialiste de psychologie médicale a passé en revue treize études scientifiques mesurant de manière concrète le bénéfice thérapeutique d'une meilleure relation médecin-patient. Les critères subjectifs, comme la satisfaction du malade ou son adhésion à la prescription médicale, ont été ignorés. L'analyse montre que des efforts portés sur la communication ont un impact «faible, mais statistiquement significatif» qui peut être comparé, selon les chercheurs, à la prise d'aspirine pour réduire le risque d'infarctus du myocarde ou aux conséquences d'un sevrage tabagique sur la mortalité masculine après huit ans.

Interrompu au bout de 18 secondes

«Comme il y a des millions de consultations médicales, un effet limité à l'échelle individuelle est très intéressant du point de vue de la santé publique», relève le Dr Jacques Puichaud, psychiatre et président d'une association de formation continue aux techniques relationnelles. Au Canada, cet enseignement est obligatoire dès la faculté de médecine. Il est réalisé sous forme de jeux de rôle, lors desquels les futurs médecins développent leur sens de l'empathie et de l'écoute. On apprend notamment à laisser parler son patient, à se positionner physiquement face à lui, à interpréter les signes non verbaux d'anxiété ou encore faire face à ses émotions.

Des compétences en partie innées, mais qui s'avèrent peu utilisées dans la pratique quotidienne. Un patient qui décrit ses symptômes serait par exemple interrompu au bout de dix-huit secondes en moyenne, selon une étude canadienne. En début d'année, une autre recherche révélait qu'un médecin passe un tiers du temps de la consultation les yeux rivés à son écran. Enfin, il a été démontré que médecin et patient ont souvent du mal à s'entendre sur la nature du problème.

Le patient, un acteur à part entière

Le Dr Puichaud résume ainsi l'objectif des techniques relationnelles : «Parvenir à une compréhension partagée du problème et de la décision médicale prise, en faisant du patient un acteur à part entière de la consultation».

Médecin de campagne en Charente-Maritime, le Dr Jacques Auger applique ces recettes depuis vingt-cinq ans. Sa pratique en a été bouleversée. «Après mon installation, j'ai vite découvert que beaucoup de mes patients n'écoutaient pas mes prescriptions diététiques ou ne prenaient pas leurs médicaments, raconte-t-il. En réalité, être bien intentionné et aimable ne suffit pas ; il faut aussi que le message médical soit acceptable.»

Le médecin généraliste a donc pris l'habitude de vérifier la demande de son patient en la reprenant avec lui-mais sans traduire ses phrases en jargon médical. Il a aussi appris à tenir compte des convictions du malade qui lui fait face, tout comme de son mode de vie, de sa volonté et de sa capacité à changer ses habitudes alimentaires ou sportives. «De manière générale, les jeunes médecins ont tendance à donner trop d'informations, relève le Dr Chloé Delacour, médecin libéral et enseignante à la faculté de médecine de Strasbourg. Il est inefficace, par exemple, de noyer un diabétique sous les conseils nutritionnels.»

Des consultations plus efficaces

Alors que les maladies chroniques constituent une part de plus en plus importante de l'activité médicale et qu'une consultation dure seize minutes en moyenne, s'assurer la coopération du patient permet au médecin d'être plus efficace. Il en retire un grand confort de travail, selon le Dr Auger, «car il se sent moins exposé aux échecs et à la répétition des consultations».

La démarche est une source de satisfaction pour le malade. Mais l'amélioration de la communication est aussi bénéfique pour la collectivité. La Haute autorité de santé estime que des aides à la décision fournies au patient pour augmenter son implication peuvent contribuer à «améliorer la qualité et la sécurité des soins». Des chercheurs néerlandais, eux, ont démontré qu'une formation à la communication peut avoir un effet sur les prescriptions de médicaments. Face à des personnes souffrant de bronchites, les médecins participant à cette étude devaient explorer les peurs de leurs malades, demander leur opinion sur les antibiotiques ou encore souligner la durée normale d'une infection respiratoire. Grâce à cette simple intervention, les prescriptions d'antibiotiques sont passées de 54 à 27%.

L'annonce du cancer, un moment délicat

L'annonce d'une maladie grave est un moment très délicat. Depuis le premier plan cancer, une consultation est dédiée à l'explication du diagnostic et des traitements dans les hôpitaux. «Le médecin doit à son patient une information loyale, claire, appropriée et délivrée avec empathie», rappelle le Dr Jean-Marie Faroudja, membre du Conseil de l'ordre. Selon l'Inca, le malade doit pouvoir bénéficier d'une écoute et d'un soutien suffisants, d'une information adaptée et d'un accompagnement personnalisé. Certains CHU proposent ainsi des jeux de rôle aux soignants pour les former à l'annonce du cancer.

Vocabulaire

relater   [r(ə)late] *v.t.* 叙述

influer   [ɛ̃flye] *v.i.* 有影响，有作用

mesurable   [məzyrabl] *adj.* 可测的

score   [skɔr] *n.m.* 分数，得分

passer en revue   研究

tabagique   [tabaʒik] *adj.* 烟草的

relationnel, le   [rəlasjɔnɛl] *adj.* 人际关系的

empathie   [ãpati] *n.f.* 移情

se positionner   [səpozisjɔne] *v.pr.* 定位

inné, e   [ine] *adj.* 天生的，天赋的，先天的

les yeux rivés   眼睛盯着

recette   [r(ə)sɛt] *n.f.* 方法，秘诀

intentionné, e   [ɛ̃tãsjɔne] *adj.* 有某种意图的

jargon   [ʒargɔ̃] *n.m.* 行话

conviction   [kɔ̃viksjɔ̃] *n.f.pl.* 信念，信仰

retirer	[r(ə)tire] *v.t.* 获得，得到	
dédier	[dedje] *v.t.* 贡献	
loyal, e	[lwajal] *adj.* 忠诚的，忠实的	

Notes

1. «Des interventions visant à améliorer la communication ont un effet mesurable sur certains marqueurs de l'état de santé, comme la pression artérielle, la perte de poids ou les scores de douleur», indique le Dr John Kelley, chercheur à l'université de Harvard dans le Massachusetts.

   "以改善交流为目的的参与对身体指标有某种可见的影响，比如血压、减肥或疼痛测试分数"，马萨诸塞州哈佛大学的研究员约翰凯利博士说。

2. L'analyse montre que des efforts portés sur la communication ont un impact «faible, mais statistiquement significatif» qui peut être comparé, selon les chercheurs, à la prise d'aspirine pour réduire le risque d'infarctus du myocarde ou aux conséquences d'un sevrage tabagique sur la mortalité masculine après huit ans.

   分析显示针对医生和病人沟通方面所做的努力对治疗效果有微弱的影响，但从数字上还是能说明问题。这种影响在研究员看来就像喝了阿司匹林能够减少心肌梗死的风险或者戒烟对吸烟八年以后男子的死亡率有影响一样。

3. On apprend notamment à laisser parler son patient, à se positionner physiquement face à lui, à interpréter les signes non verbaux d'anxiété ou encore faire face à ses émotions.

   我们特别要学的是让病人说话，让自己实实在在地坐在病人对面，学着理解他们的非口头的焦虑信号或面对他们的情绪。

4. Enfin, il a été démontré que médecin et patient ont souvent du mal à s'entendre sur la nature du problème.

   事实证明医生和病人经常在疾病性质上难以达成一致。

5. Le Dr Puichaud résume ainsi l'objectif des techniques relationnelles : «Parvenir à une compréhension partagée du problème et de la

décision médicale prise, en faisant du patient un acteur à part entière de la consultation».

皮肖医生复述了人际关系技巧的目的：在把病人变成门诊的真正的主角的同时做到医生和患者对身体问题和所做出的医学决定的相互理解。

6. Il a aussi appris à tenir compte des convictions du malade qui lui fait face, tout comme de son mode de vie, de sa volonté et de sa capacité à changer ses habitudes alimentaires ou sportives.

面对病人，他还要顾及他们的信念，就像要顾及病人的生活方式，他的意愿，他改变饮食习惯和运动习惯的能力。

Grammaire

I. 副动词

1. 构成

副动词是由 en+ 现在分词构成的

> Ex: en parlant
> en choisissant
> en sortant

2. 用法

副动词和动词有关。它和句子的动词是同一个主语。它表示与这个动词相比同时发生的动作。它起状语的作用。

(1) 它一般表示时间

> Ex: Elle travaille en chantant.
> Elle fait la vaisselle en écoutant la radio.

注意： 当我们想表达延续的过程时，副动词前可以加一个 tout

> Ex: Elle prend son café tout en écoutant les informations.

(2) 它也可以表达原因

> Ex: Il s'est fait mal aux genoux en faisant trop de sport.

(3) 它也可以表达方式

> Ex: Béatrice s'est cassé la jambe en skiant.

(4) 它也可以表达条件

　　Ex: En faisant plus d'efforts, vous réussirez le bac

(5) 它以可以表达相反的的意义，这种情况下副动词前面必须加 tout

　　Ex: Elle rest mince tout en mangeant beaucoup.

II. 条件式现在时

1. 构成

　　条件式现在时的动词变位是将来时的词根加未完成过去时的词尾：-ais, -ais, -ait, -ions, -iez, -aient

　　Ex: Je saur-ai → je saur-ais

　　　　Tu fini-as → Tu finir-as

　　　　Il viendr-a → il viendr-ait

　　　　Nous manger-ons → nous manger-ions

　　　　Vous pourr-ez → vous pourr-iez

　　　　Ils jouer-ont → ils jour-aient

2. 条件式现在时的用法

(1) 条件式现在时可以表示愿望，希望

　　Ex: J'aimerais bien aller voir cette expostion.

(2) 条件式现在时可以表示没有确认的信息，这种用法经常用在新闻中

　　Ex: Un accident a eu lieu rue Monge.Il y aurait une trentaine de victimes.

(3) 条件式现在时表示想象的事实

　　Ex: Je serais le roi.Tu serais la reine. Nous vivrions heureux dans un palais.

(4) 条件式现在时表示语气缓和 (礼貌或建议)

　　Ex: Pourriez-vous me dire où se trouve la boulangerie ?

　　　　Que diriez-vous de faire une promenade après le dîner ?

(5) 条件式现在时与直陈式相比表示可能

　　Ex: -Je connais quelqu'un qui peut t'aider. (C'est sûr.)

　　　　-Je connais quelqu'un qui pourrait t'aider. (C'est probable.)

(6) 条件式现在时和 si 引导的条件状语从句一起使用，用在主句中，表示有

可能实现的动作或与现在的事实相反。

Ex: Si j'avais le temps, j'irais au parc avec ma famille.

Si j'allais à cette soirée, je rencontrerais peut-être mon prince charmant.

(7) 条件式现在时用在下面这些连词后面，au cas où (万一，如果), quand bien même (即使)

Ex: Au cas il aurait beaucoup de fièvre, il faudrait aller voir le médecin immédiatement.

Vous devez obéir aux ordres de votre supérieur quand bien même vous ne les approuveriez pas.

(8) 条件式现在时还可以用作过去将来时，主句是过去的一个时态，如复合过去时、未完成过去时、愈过去时、简单过去式。

Ex: Il a promis à ses parents qu'il ne jouerait plus aux jeux vidéo.

Exercices

I. Questions sur le texte

1. Quels sont les comportements incorrects du médecin susceptibles d'avoir un impact sur la santé du patient ?

2. Qu'est-ce que le médecin doit faire quand il reçoit un patient ?

3. Pourquoi est-ce que l'auteur dit que la qualité de la relation entre le médecin et ses malades influe directement sur le résultat de la consultation ?

4. Au Canada, où et comment se déroule la formation aux techniques relationnelles ?

5. Dans la pratique, comment se passe la communcation entre le médecin et le patient ?

6. Quel est l'objectif des techniques relationnelles selon le Dr. Puichaud ?

7. D'après le Dr Jacques Auger, être bien intentionné et aimable est-ce vraiment suffisant pour que les conseils du médecin soient suivis ?

8. Pour le médecin, quels sont les avantages d'une communication efficace ?

9. Pourquoi est-ce que l'amélioration de la communication est aussi bénéfique pour la collectivité ?

10. Selon des chercheurs néerlandais, une formation à la communication peut avoir un effet sur les prescriptions de médicaments. Pouvez-vous donner un exemple ?

11. Pour l'annonce du cancer, quel type d'information le médecin doit-il donner à son patient ?

Lecture

Une campagne sur Twitter pour des médecins plus humains

Un médecin britannique atteint d'un cancer incurable mobilise les réseaux sociaux pour promouvoir le devoir de compassion des médecins envers les malades.

Il y a trois ans, quand le Dr Kate Granger, 31 ans, est diagnostiquée d'un sarcome, un type de tumeur assez rare, elle découvre l'envers du décor du monde hospitalier. Les séances de chimiothérapie se succédant, cette praticienne hospitalière partage pour la première fois le quotidien de patients et ce qu'elle voit ne lui plaît pas du tout. «Après avoir observé les comportements du personnel soignant, j'ai réalisé que la plupart d'entre eux ne se présentaient pas lorsqu'ils me rencontraient, ou pire, n'avaient même pas le souci de connaître mon prénom», raconte-t-elle dans une interview à la BBC. Le médecin qui lui annonce son diagnostic ne prend même pas la peine de dire «bonjour», ni de la regarder dans les yeux, se souvient la jeune femme.

Après deux ans de traitement, exaspérée qu'on se réfère à elle comme «le lit n°7», Kate Granger decide de lancer une campagne baptisée : «Hello, my name is...» (Bonjour, je m'appelle...) où médecins et patients se photographient avec leur prénom inscrit sur une pancarte avant de diffuser le cliché sur les réseaux sociaux. La campagne incite les professionnels de santé à adopter une attitude plus compatissante envers les patients.

«On commence par des pancartes mais il ne s'agit pas seulement de connaître le nom de quelqu'un, c'est beaucoup plus profond. Il s'agit de créer un contact humain, de commencer une relation thérapeutique fondée sur la confiance pour éviter que l'hôpital ne devienne une usine à patients», explique-t-elle à la BBC.

La jeune femme se trouve aujourd'hui en phase terminale sans espoir de rémission mais espère que son témoignage «permettra de mettre la question de la compassion au cœur des soins de santé car il y a des preuves qui montrent que cela améliore la situation des patients».

Le mouvement s'est répandu comme une traînée de poudre sur les réseaux sociaux et en l'espace de deux ans, plus de 500 000 médecins, infirmiers, brancardiers ou réceptionnistes se sont engagés à «humaniser» les relations soignant patient, s'affichant sur Twitter avec le hashtag #hellomynameis. Des personnalités emblématiques ont apporté leur soutien, comme récemment le Premier ministre britannique David Cameron et le ministre de la Santé, Jeremy Hunt, qui a qualifié «d'exemplaire» l'initiative de la jeune femme. Le gouvernement écossais a quant à lui annoncé le mois dernier qu'il allait verser £40 000 (53 000 €) au National Health Service, le service de santé publique du Royaume-Uni, afin de développer la campagne à travers plusieurs pays. «My name is...» a aussi séduit l'Italie, où l'on voit fleurir depuis quelques jours de plus en plus de pancartes sur les réseaux sociaux, rapporte le quotidien national La Repubblica .

En attendant l'arrivée de cette campagne en France, le Collectif interassociatif sur la santé (CISS), qui défend les droits des malades, affirme que «la question de l'humanisation des soins passe par l'acquisition d'une reconnaissance toujours plus importante des droits des patients, notamment avec l'adoption de la loi Kouchner de 2002, exigeant le respect de la dignité de la personne malade». L'organisme ajoute qu'au vu du récent scandale relatif à des touchers vaginaux effectués par des étudiants en médecine sur des patientes sans leur consentement, le combat continue.

Plan Cancer et jeux de rôles

En France, depuis le premier Plan Cancer lancé sous l'impulsion de Jacques Chirac en 2003, une consultation est dédiée à l'explication du diagnostic et des traitements dans les hôpitaux. L'Institut national du cancer (INCA) prévoit notamment que le malade puisse bénéficier d'une écoute et d'un soutien suffisants, d'une information adaptée et d'un accompagnement personnalisé.

Par ailleurs, certains CHU, comme celui d'Angers, proposent depuis 2011 un programme destiné à former les jeunes médecins à gérer les situations où entre en jeu la communication médecin-patient. «Nous sommes associés à la troupe de théâtre amateur de l'hôpital pour réaliser des jeux de rôles qui sont filmés et ensuite analysés par une psychologue», explique Claude Reliat, chargé de formation au CHU d'Angers. Ce type d'entrainement n'est pas systématiquement intégré dans les cursus des étudiants en médecine, comme le souhaiterait Claude Reliat, «mais les choses commencent à évoluer dans le bon sens».

Vocabulaire

mobiliser	[mɔbilize] *v.t.* 动员
compassion	[kɔ̃pasjɔ̃] *n.f.* 同情，怜悯
envers	[ɑ̃vɛr] *prép.* 对于
exaspérer	[ɛgzaspere] *v.t.* 激怒，惹怒
se référer à	有关
cliché	[kliʃe] *n.m.* 陈词滥调，陈见
inciter	[ɛ̃site] *v.t.* 鼓动；促使
compatissant, e	[kɔ̃patisɑ̃, ɑ̃:t] *adj.* 同情的，怜悯的
rémission	[remisjɔ̃] *n.f.* （疼痛等的）暂时减轻
traînée de poudre	导火线
en l'espace de	在……时间内
brancardier	[brɑ̃kardje] *n.m.* 抬担架者
humaniser	[ymanize] *v.t.* 使变得仁慈，使变得通人情
hashtag	[aʃtag] *n.m.* 井号
emblématique	[ɑ̃blematik] *adj.* 作为象征的，作为标志的
qualifier	[kalifje] *v.t.* 把……看作，给予……称号
écossais, e	[ekɔsɛ, ɛ:z] *adj.* 苏格兰的
rapporter	[rapɔrte] *v.t.* 报道
interassociatif, ve	[ɛ̃tɛrasɔsjatif, i:v] *adj.* 社团内的
humanisation	[ymanizasjɔ̃] *n.f.* 文明化，人道化
acquisition	[akizisjɔ̃] *n.f.* 获得，获取
reconnaissance	[rəkɔnɛsɑ̃s] *n.f.* 承认，确认
toucher	[tuʃe] *n.m.* 指检
consentement	[kɔ̃sɑ̃tmɑ̃] *n.m.* 同意
impulsion	[ɛ̃pylsjɔ̃] *n.f.* 推动
entrer en jeu	参与，加入（某活动）
intégrer	[ɛ̃tegre] *v.t.* 纳入，归并入
cursus	[kyrsys] *n.m.* 课程

答案 Corrigé des exercices

Unité 1

I.

1. Non, ils sont mal informés sur ce que sont les soins palliatifs.

2. Concernant les soins palliatifs, il s'agit non seulement de soulager la douleur, d'apaiser la souffrance psychique tout en préservant la dignité de la personne malade, mais aussi de soutenir son entourage.

3. La preuve, c'est qu'on meurt moins chez soi.

4. Aujourd'hui, on souhaite mourir sans souffrir, sans que les facultés soient altérées et si possible de manière soudaine et inconsciente.

5. Les vastes débats de ces dernières années autour de la fin de vie expliquent l'augmentation considérable du nombre de Français qui pensent que les structures de soins palliatifs sont une réponse nécessaire à la souffrance des personnes gravement malades ou en fin de vie.

6. Non. Un répertoire national peut vous aider à trouver les structures ou les associations les plus proches.

7. Le facteur psychologique, c'est qu'on veut se défendere contre l'angoisse de mort.

8. Parce que ça permet d'anticiper et de ne pas surprendre la personne.

9. Les soins palliatifs sont destinés aux personnes, quel que soit l'âge, atteintes de maladies grave, chronque, évolutive ou terminale.

10. Il y a en France 122 unités, 5 000 lits identifiés et 418 équipes mobiles de soins palliatifs.

11. Oui.Les soins palliatifs peuvent soulager la douleur et apaiser la souffrance psychique tout en préservant la dignité des malades. Ils permettent une vie paisible aux malades en fin de vie.

Unité 2

I.

1. La fièvre est le principal élément d'alerte sur une possible infection au Covid-19.

2. La fièvre et la toux sont les symptômes de l'épidémie de Covid-19.

3. On recommande de surveiller la température deux fois par jour pendant 14 jours.

4. La durée de la période d'incubation de l'épidémie de Covid-19 est de 14 jours.

5. Parce que ça risque d'engorger les systèmes de soin tout en propageant le virus.

6. Les autres symptômes sont que le malade est fatigué ou essoufflé et qu'il a mal à la gorge ou à la tête, a des douleurs musculaires diffuses et a le nez bouché, des diarrhées ou des nausées.

7. Ce qui inquiète les médecins, ce sont d'abord les 14% de formes sévères

8. On doit immédiatement contacter le Samu si vous avez des symptômes de Covid-19.

9. Les priorités tournent vers les cas les plus graves.

10. Les masques FFP2 protègent efficacement le médecin d'un patient sans masque.

11. La France s'est engagée activement dans la lutte contre le Covid-19. Elle a pris des mesures efficaces. La pandémie est fondamentalement maîtrisée.

Unité 3

I.

1. Les deux grands types d'AVC sont une artère transportant le sang au cerveau qui se bouche et la rupture d'un vaisseau cérébral.

2. L'AVC affecte plus de 130000 personnes par an. 39000 décèdent de l'AVC.Il concerne toutes les générations.

3. Les séquelles de l'AVC comportent une hémiplégie ou des troubles du langage oral et écrit.

4. Il est fondamental que les gens connaissent les symptômes d'alerte.

5. Non, les traitements sont radicalement différents.

6. Parce que la fenêtre de tir thérapeutique est étroite (quatre heures au maximum après les premiers symptômes) et qu'elle peut provoquer des hémorragies cérébrales chez certains malades.

7. Oui,la thrombolyse comporte des risques. Elle peut provoquer des hémorragies cérébrales chez certains malades. Oui, on peut mesurer son efficacité. Elle augmente de 30% le nombre de patients guéris.

8. On peut faire le microlasso en substitution à la thrombolyse.

9. La contrainte pour pratiquer les thrombectomies est que seules les UNV dotées d'un service de neuroradiologie interventionnel en CHU sont autorisées à les pratiquer.

10. Il faut traiter les complications précoces, le risque hémorragique notamment et rechercher les causes de l'AVC pour prévenir la récidive.

11. Les patients les plus affectés doivent s'orienter vers des centres spécialisés où ils pourront peut-être retrouver la parole ou leur capacité à marcher.

Unité 4
I.

1. La rhizarthrose est souvent prise à tort pour une tendinite ou de l'arthrite.

2. La rhizarthrose est due à l'usure du temps, aux gestes répétitifs mais aussi d'origine héréditaire et hormonale.

3. Elle touche surtout les femmes après la ménopause.

4. La douleur est le premier signe de la maladie.

5. Le traitement passe d'abord par le port nocturne d'une attelle de la base du pouce, associé à l'utilisation d'antalgiques en pommade ou par voie orale.Ensuite,l 'apprentissage d'exercices d'auto-rééducation et l'emploi d'objets adaptés sont également primordiaux. Enfin, les infiltrations de corticoïde sont fréquemment utilisées. Les traitements ne peuvent pas guérir véritablement le patient mais peuvent le soulager.

6. Les infiltrations de corticoïde sont remises en cause par la Ligue européenne de rhumatologie.

7. L'injection articulaire de toxine botulique est la nouvelle piste

thérapeutique en matière de traitement de la rhizarthrose.

8. La chirurgie est le dernier recours.

9. La trapézectomie et la pose d'une prothèse trapézo-métacarpienne.Les patients sont plutôt satisfaits de ces deux types d'opérations chirugicales

10. Parce que si l'on a posé la prothèse aux personnes jeunes exerçant un travail de force, il faut changer le matériel dans les 15 ou 20 ans après la première opération.

11. Dans ce cas, le chirurgien propose une arthrodèse.

Unité 5

I.

1. En France, chaque année, de 100 000 à 150 000 malades du cœur bénéficient d'une angioplastie associée à la pose de stents ou d'un pontage coronaire.

2. L'intervention avec les stents est la plus fréquente.

3. La pose de stents s'adresse surtout à des gens âgés.

4. Les critères anatomiques, au vu de l'état des artères coronaires, de la localisation des lésions décident le choix des stents ou du pontage.

5. La finalité des deux interventions est de rétablir un flux sanguin normal dans un cœur mal irrigué par suite d'un ou de plusieurs rétrécissements des coronaires. Elles sont similaires. Mais on observe quand même des différences.

6. Le mécanisme de stents, c'est de réparer la sténose dans une artère alors que avec un pontage, on contourne le rétrécissement par un pont, on dévie la circulation mais on ne répare pas.

7. La pose d'un stent est impossible dans une artère trop calcifiée ou trop tortueuse. sur une grande longueur.

8. Le taux de réussite de la pose de stents est proche de 100%.

9. On introduit un petit cathéter pour amener une sonde jusqu'au cœur et jusqu'aux artères coronaires. On achemine ensuite un guide, le long duquel on fait d'abord glisser un ballonet pour prédilater le rétrécissement, puis un stent pour soutenir l'artère.

10. Le stent actif, c'est le stent enrobé d'un médicament empêchant la prolifération

cellulaire et diminuant le risuqe d'un nouveau rétrécissement.

11. Les risques du pontage sont liés à l'anesthésie générale, à l'intervention et à ses suites.

12. Une intervention hybrique, ça veut dire qu'on associe le stent au pontage.

Unité 6

I.

1. Les manifestations cliniques de l'autisme sont la difficulté pour communiquer, l'affection des perceptions sensorielles ou encore l'occurence de mouvements répététifs.

2. Le diagnostic d'un TAS a lieu aux alentours de 3 et 5 ans.Selon la HAS, le diagnostic est possible dès 18 mois.

3. Les signes qui peuvent alerter les parents ou les professionnels de la petite enfance sont l'absence de babillage à 12 mois et au-delà, l'absence de mots à 18 mois ou encore l'absence d'association de mot à 24 mois.

4. Ce qui est considéré comme un signe d'alerte par la HAS, c'est l'inquiétude des parents concernant le développement de la communication sociale et du langage des enfants.

5. Une fois les premiers signes repérés, les parents doivent s'orienter vers un médecin.

6. Le problème auquel nous sommes confrontés, c'est qu'il faut attendre longtemps pour obtenir un diagnostic.

7. Parce que le chiffre concerant les jeunes atteints de TSA sont imprécis et qu'il n'y a aucune statistique réalisée en France concernant le nombre d'adultes.

8. Non, leur situation ne s'améliore pas quand ils sont adultes parce que l'offre d'accompagnement des adultes autistes sont moins développée et structurée que pour l'enfant.

9. La HAS recommande l'autonomie et l'inclusion sociale.

10. Il faut faire vivre au sein d'un établissement médico-social les adultes autistes.

soins.

10. Face à des personnes souffrant de bronchites, les médecins devaient explorer les peurs de leurs malades, demander leur opinion sur les antibiotiques ou encore souligner la durée normale d'une infection respiratoire. Grâce à cette simple intervention, les prescriptions d'antibiotiques sont passées de 54 à 27%.

11. Le médecin doit à son patient une information loyale, claire, appropriée et délivrée avec empathie.

Unité 7

I.

1. En 2018, le cancer du col de l'utérus a tué plus de 1100 femmes en France métropolitaine.

2. Le virus du papillome humain HPV est l'origine des lésions qui peuvent évoluer en cancer du col de l'utérus.

3. Parce que le dépistage dépend d'une décision individuelle, souvent à la suite d'une consultation chez le gynécologue, beaucoup plus rarement chez le médecin traitant ou la sage-femme.

4. Le dépistage moyen en Europe est de 45,4%. Non, la France ne doit pas se féliciter de ce chiffre parce qu'il est bien moins que les champions qui atteignent plus de 80% de la population cible.

5. D'une part, le dépistage et la vaccination souffrent de criantes inégalités territoriales. D'autre part, les femmes de plus de 50 ans se font moins dépister que les plus jeunes.

6. L'objectif de ce nouveau dépistage est d'augmenter la couverture du dépistage pour atteindre 80%, de réduire les inégalités d'accès à ce dépistage et de diminuer de 30% l'incidence et la mortalité par cancer du col de l'utérus à 10 ans.

7. Parce que pour éliminer ce cancer, les autorités comptent sur la vaccination qui empêche les infections à HPV.

8. En France, la vaccination est actuellement recommandée aux jeunes filles dès l'âge de 11 ans, ainsi qu'aux hommes homosexuels de moins de 27 ans.

9. Pour protéger les filles.

10. Le principal obstacle à la vaccination concerne le manque d'informations sur la maladie et le vaccin, la crainte d'effets secondaires et le manque de confiance s'agissant de l'innocuité des vaccins.

11. Il faut mettre en place des programmes de vaccination à l'école pour augmenter la couverture vaccinale et diminuer les inégalités sociales en atteignant une plus large population.

Unité 8

I.

1. Il y a 150 millions de diabétiques sur terre.Oui, ils vont augmenter dans les prochaines années.

2. Le diabète de type 1 est dû au défaut de sécrétion d'insuline par le pancréas. Le diabète de type 2 est dû à l'âge, au surpoids et à une mauvaise hygiène de vie.

3. Le diabète peut entraîner des infarctus, des angioplasties et des pontages, des dialyses rénales, des cécités et des amputations.

4. Parce que le diabète de type 2 est une maladie qui progresse à bas bruit, sans douleurs ni symptômes apparents.

5. Les deux signes les plus faciles à repérer, c'est avoir des diabétiques dans sa famille et une tendance très nette à prendre du ventre.

6. Les autres signes qui peuvent nous alerter, c'est une prise excessive de poids lors des grossesses, des antécédents de diabète gestationnel, un enfant de plus de 4kg à la naissance, de brusques accès de fatigue et de somnolence et de vrais malaise à distance des repas.

7. La mesure du glucose sanguin est un examen fiable.

8. Pour éviter le diabète, il faut d'abord perdre du poids et changer de mode de vie, au prix d'une rupture avec la routine quotidienne, familiale et culturelle.

9. Il faut avoir une meilleure hygiène de vie pour ne pas franchir le stade du prédiabète.

10. Oui.

11. Parce que c'est le mode de vie des gens qui entraîne le diabète, par exemple la sédentarité, les boissons sucrées et alcoolisées etc. Donc, l'auteur dit qu'il faut penser la maladie comme un problème de société.

Unité 9

I.

1. Plus d'un homme sur deux est en surpoids ou obèse (56,8%) en France. Deux femmes sur cinq (40,9%) est en surpoids ou obèse.

2. La France est classée 10e selon une étude réalisée la semaine

précédente par l'Eurostat ?

3. L'obésité et le surpoids sont définis internationalement à l'aide de l'indice de masse corporelle (IMC, calculé en divisant le poids en kilos par la taille en mètre au carré).

4. Comme l'obésité augmente avec l'âge et qu'en 2009 et en 2012, les données qui portent sur une population plus jeune étaient respectivement de 14,5% et de 15% , on était en droit d'attendre un taux d'obésité plus élevé chez les volontaires de la cohorte.pourtant, les résultats du BEH montrent que le taux d'obésité est de 15,8% chez l'homme et de 15,6% chez la femme. On voit bien que la situation s'améliore un petit peu.

5. L'âge, le sexe et les revenus sont les trois facteurs qui affectent l'obésité.

6. Le surpoids s'accompagne en général d'un plus grand risque de maladie cardio-vasculaire (infarctus, AVC...) et de diabète.

7. Non, il n'y pas de lien inévitable entre le surpoids, la maladie cardio-vasculaire et le diabète.

8. Le tour de taille est le facteur de risque cardio-vasculaire peu connu du grand pubic.

9. Parce que c'est une maladie qui n'est pas due à la seule alimentation. Elle relève aussi de la génétique, de l'épigénétique, du stress ou encore des troubles du sommeil.

10. Oui, en Chine, de plus en plus des gens sont en surpoids ou obèses à cause de l'amélioration du niveau de vie. La situation y est pire qu'en France. Selon les données les plus récentes, le taux de surpoids des adultes est de 34,3%, la taux d'obésité des adultes est de 16,4%.

Unité 10

I.

1. Lorsque la santé d'un patient a de forts risques d'affecter la sécurité publique.

2. Plusieurs médecins étaient informés des difficultés psychiatriques du pilote Andreas Lubitz, et leur intervention auprès des autorités compétentes aurait pu permettre d'empêcher la mort des 150 victimes du crash.

3. Parce que le secret médical est général et absolu.

4. Le secret médical comprend non seulement ce que le patient a confié au médecin, mais aussi ce qu'il a vu, entendu ou compris.oui, la notion est plus large.

5. Quand il est obligé de déclarer les naissances et les décès, les coups et blessures et les accidents de travail.

6. Elle est punie d'un an d'emprisonnement et de 15.000 euros d'amende.

7. Le patient risquerait de ne pas se confier au médecin.

8. Je suis favorable à la rupture du secret médical juste dans certains cas précis. Je suis contre la rupture du secret médical pour certaines professions.

Unité 11

I.

1. Les symptômes initiaux des cancers du côlon et du rectum sont l'apparition de polypes sur les parois internes du côlon ou du rectum.

2. La survie des patients atteints de cancer colorectal est de 63%. On a mis en place un programme national de dépistage à partir de 50 ans pour réduire la mortalité.

3. Les facteurs de risque sont trop d'alcool et de viande rouge, l'alimentation trop grasse, le tabagisme, la sédentarité, le surpoids ou l'obésité. Les facteurs inéluctables sont un antécédent personnel de cancer ou de polypes au niveau du côlon, ou des antécédents familiaux de cancers colorectaux (parents, frères et sœurs).

4. Des épisodes prolongés de diarrhée ou de constipation, des ballonnements, douleurs abdominales, une fatigue inexpliquée, une perte de poids et la présence de sang dans les selles, doivent dans un premier temps conduire le patient à consulter son généraliste.

5. Il faut faire la coloscopie pour diagnostiquer le cancer du côlon. Les examens complémentaires sont le scanner thoraco-abdo-pelvien et un dosage sanguin de l'antigène carcino-embryonnaire (ACE).

6. Pour le cancer du rectum, les deux autres examens proposés sont une imagerie par résonance magnétique (IRM) rectale et une échographie

endorectale.

7. Pour le traitement du cancer du côlon, le premier traitement reste chirurgical et consiste à enlever la partie du côlon où se trouve la tumeur.

8. Si la tumeur est agressive et si des ganglions sont atteints ou en cas de métastases, les médecins préconisent un traitement par chimiothérapie combinée parfois à une immunothérapie comprenant des anticorps monoclonaux, des médicaments qui freinent la croissance de la tumeur en l'empêchant de se développer.

9. La stratégie thérapeutique pour le cancer du rectum comprend une radiothérapie associée à une chimiothérapie pendant un mois. Puis on passe à la chirurgie.

10. Après l'intervention, les examens anatomopathologiques sont proposés aux patients qui sont atteints du cancer colorectal. Les objectifs sont d'accompagner les patients dans leur vie quotidienne et de dépister une éventuelle récidive.

Unité 12

I.

1. La journée mondiale contre le sida a lieu le 1er décembre.

2. La France occupe en effet une place importante dans la lutte contre le sida, grâce à ses organismes de recherche (le virus du VIH y a été découvert à l'Institut Pasteur en 1983 par l'équipe Luc Montagnier et Françoise Barré-Sinoussi), mais également à l'engagement remarquable, précoce et constant, du milieu associatif, ainsi qu'à l'implication résolue de nombreuses villes comme Paris, Nice ou Bordeaux.

3. Lors de plusieurs réunions en octobre et en novembre, l'efficacité curative et préventive des traitements antirétroviraux a été réaffirmée.

4. Les populations cachées du sida, ça veut dire les personnes vivant en France avec le VIH sans le savoir.

5. Il y aura bientôt plus de 40 millions de personnes qui vivront avec le VIH à travers le monde.

6. Dans les pays comme la Russie, certains pays d'Europe de l'Est ou les pays musulmans, le nombre de nouvelles contaminations augmente

en effet sans cesse. Parce qu'ils tardent à mettre en place des politiques publiques volontaristes d'accès aux antirétroviraux

7. Pour réduire drastiquement le nombre de contaminations, il faut informer sur les risques et dépister à grande échelle.Les traitements sont insuffisants.

8. Les travailleurs/euses du sexe, les hommes ayant des relations sexuelles avec des hommes, et les consommateurs de drogues injectables sont les populations les plus susceptibles d'être contaminées.

9. Les hommes bisexuels, les femmes ignorant cette sexualité multiple de leur partenaire et les femmes de plus de 50 ans font partie des personnes à risque ignoré.

10. On doit promouvoir la pluridisciplinarité pour prendre en considération l'hétérogénéité des risques et la singularité de chaque individu à la fois.

11. Un vaccin efficace pour les différentes souches du virus, et accessible au plus grand nombre à l'échelle mondiale, permettra de venir réellement à bout du VIH.

Unité 13

I.

1. Les étapes de traitement pour les femmes atteintes du cancer du sein sont la chimiothérapie, la radiothérapie, la chirurgie et le traitement hormonal.

2. L'activité physique est le comportement le plus efficace pour éviter la récidive.

3. Non.

4. Non.

5. À cause du grignotage antistress, de moindre activité à cause de la fatigue, d'effets secondaires de certains traitements en particulier hormonaux.

6. Non, il n'est pas certain qu'arrêter de fumer après un diagnostic de cancer du sein change le risque de récidive.

7. Oui.

8. Parce que un taux élevé de vitamine D est associé à une moindre

mortalité.

9. Aucun style de régime n'est plus bénéfique qu'un autre pour réduire la récidive.

10. Non, les produits contenant du soja n'ont pas besoin d'être évités.

Unité 14

I.

1. L'insomnie touche plus d'un Français sur dix.

2. Cela veut dire retrouver le sommeil.

3. La conséquence d'une insomnie est une forme physique diminuée et une humeur instable.

4. Pour réussir à dormir, on prend des somnifères.

5. On distingue trois types d'insomnie : l'insomnie à l'endormissement, l'insomnie de maintien du sommeil et l'insomnie par réveil précoce.

6. Si l'un ou plusieurs signes d'insomnie se manifestent plusieurs fois par semaine depuis plus de trois mois, avec une répercussion sur la vie quotidienne, la personne est réellement insomniaque.

7. L'insomnie est due à une maladie ou à un trouble, comme l'apnée du sommeil, à des douleurs chroniques ou encore aux effets secondaires de certains médicaments. Une insomnie peut aussi être la conséquence de problèmes psychiques (troubles anxieux, dépression...).

8. On néglige la cause organique dans la recherche de la cause de l'insomnie.

9. Les mesures de bon sens, c'est de se coucher et se lever à des horaires réguliers, d'éviter la consommation de café, d'alcool et de tabac avant de se coucher, de bien réguler la température de sa chambre, de ne pas utiliser d'écran dans les 30 minutes qui précèdent l'endormissement, de ne pas trop manger le soir, d'éviter toutes sources de nuisances sonores et de pratiquer une activité physique régulière.

10. L'objectif de la thérapie cognitivo-comportementale est de réduire l'anxiété générée par l'insomnie car c'est un facteur aggravant.

11. Les méthodes de relaxation comme la sophrologie, l'hypnose, la luminothérapie, la mélatonine et les tisanes de plantes sont des alternatives aux somnifères.

12. Parce qu'ils peuvent créer une accoutumance sur le long terme ainsi qu'un syndrome de sevrage à l'arrêt.

Unité 15

I.

1. Le médecin coupe la parole à un malade qui relate ses symptômes ou garde les yeux sur son ordinateur.

2. Ce que le médecin doit faire quand il reçoit un patient, c'est de regarder son patient dans les yeux, de lui donner le temps de décrire ses symptômes sans l'interrompre ou de poser des questions ouvertes.

3. Parce que des interventions visant à améliorer la communication ont un effet mesurable sur certains marqueurs de l'état de santé, comme la pression artérielle, la perte de poids ou les scores de douleur.

4. Au Canada, cet enseignement est obligatoire dès la faculté de médecine. Il est réalisé sous forme de jeux de rôle, lors desquels les futurs médecins développent leur sens de l'empathie et de l'écoute. On apprend notamment à laisser parler son patient, à se positionner physiquement face à lui, à interpréter les signes non verbaux d'anxiété ou encore faire face à ses émotions.

5. Dans la pratique, un patient qui décrit ses symptômes serait par exemple interrompu au bout de dix-huit secondes en moyenne, selon une étude canadienne. En début d'année, une autre recherche révélait qu'un médecin passe un tiers du temps de la consultation les yeux rivés à son écran. Enfin, il a été démontré que médecin et patient ont souvent du mal à s'entendre sur la nature du problème.

6. L'objectif des techniques relationnelles, c'est de parvenir à une compréhension partagée du problème et de la décision médicale prise, en faisant du patient un acteur à part entière de la consultation.

7. Non, ce n'est pas suffisant.

8. Ça permet au médecin d'être plus efficace. Il en retire un grand confort de travail.

9. Parce que des aides à la décision fournies au patient pour augmenter son implication peuvent contribuer à «améliorer la qualité et la sécurité des